**La psychologie tibétaine des éléments :
un plaidoyer pour les émotions.
ou
Introduction à la pratique du Reiki
(la psychologie de l'Okuden et du Shinpiden)**

Par Pascal Treffainguy

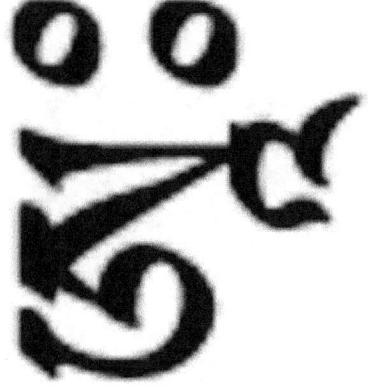

Avant propos.

Depuis 1994 maintenant, j'enseigne un système simplifié d'analyse psychologique et de thérapie, inspiré des traditions orientales et de l'Himalaya. Il est basé sur trois axes : 1. penser juste ; 2. accueillir le pouvoir salvateur des émotions ; 3. maintenir le corps en bonne santé.

Le penser juste a fait l'objet de la plupart de mes ouvrages et il est donc temps de donner un aperçu à l'écrit du travail fait en atelier de psychologie (élémentale) tibétaine.

Introduction.

Les religions se méfient généralement des émotions, de même les modernes. Pour les rationalistes, qui ont pour maître le français René Descartes, la raison doit guider l'homme. Cette philosophie a ainsi consacré les mathématiques comme art suprême : on compte, on évalue la quantité et on s'essaye à un regard sur le monde le plus hautement supérieur aux émotions. L'émotion est infantile, trompeuse et altère la raison.

Cette vision de l'être et cette approche de la vie ont donné naissance à une des sociétés les plus sèches de coeur de l'histoire de l'humanité : la civilisation occidentale. Des pays ont été colonisés, leur culture détruite et leurs citoyens réduits une esclavage au nom de la supériorité de la race blanche, détentrice de la raison.

La Révolution française a même érigé la raison en déesse : la « déesse Raison ». En son nom, les républicains ont saccagé les monastères, confisqué ce qui restait, soumis les moines et les moniales aux pires horreurs : viols, tortures et supplices avant des morts infamantes. Cette « raison » s'est exportée, en Russie, en Chine et en Espagne, où les religieux séculiers comme réguliers ont vécu un calvaire. La raison des révolutionnaires a triomphé sur un océan de cadavres et des montagnes de souffrances, endurées par ceux qui entendaient témoigner et vivre de leur foi ou rester fidèles à leurs traditions.

Au nom de la médecine, de la diététique et de la raison, la production de nourriture s'est passée de tout sentiment : les pesticides ont justifié la destruction des haies et de leurs petits habitants, les animaux sont engraissés dans des camps de concentration privés de toute dignité, véritable viande sur pieds, et la vision quantitative d'une agriculture industrielle s'est imposée comme un marché.

Partout de même, la science sans émotion a triomphé, pour expérimenter sur des millions d'animaux ses théories et faire de ses postulats des expériences reproductibles, avant d'inonder le marché de produits miracles... au final retirés du marché pour leurs effets toxiques ou leur manque d'effets thérapeutiques probants.

La raison s'est également attaquée à l'homme lui-même. Les camps de concentration du nazisme n'ont eu d'équivalent que les champs de travail maoïstes ou le goulag soviétique. Depuis plus de trente ans, l'occident s'est même engagé dans un vaste programme de lavage de cerveau rationaliste, via les médias puis le psychotronisme commercial et d'Etat policier.

Sommé de se rationaliser à l'extrême, le moderne est en passe de devenir un zombie, mis sous influence par une caste de policiers et de militaires ayant atteint le summum de la perversité et de l'absence d'émotion. La déshumanisation a commencé dans les coeurs et veut s'exprimer au dehors par une limitation drastique de la population et un encadrement rationnel de la reproduction humaine.

On est arrivé à ce résultat abominable - qui pousse à annoncer aux Guide Stones de Géorgie que désormais on ne laissera survivre que 500 millions de zombies au service des usuriers dirigeants - grâce au tour de passe-passe réalisé pour eux par Descartes : inverser le psychique et le spirituel, et rejeter la foi dans le domaine des émotions, celui pour eux le plus bas et le plus niais.

Les religions n'ont pas non plus étaient bonnes avec les émotions, en incitant à un détachement hautain. Les pratiques ascétiques ont souvent mortifié les corps, asséché les âmes et réduit la vie de l'être à des spéculations sur la métaphysique, la cosmologie ou le fonctionnement de la pensée. Alors, pour se venger, les émotions ont menacé tout ce monstrueux édifice. Certes les matchs de football et autres manifestations planétaires visent à donner une soupape de sécurité aux émotifs. Mais la nature de ces émotions est fake. Tout est bidon.

On sait gré aux émotions de ne pas disparaitre totalement. L'amour a porté des colonisateurs à sauver des colonisés et émanciper des esclaves. Il a arrêté le bras du révolutionnaire furieux, épris de la nonne. Il a ouvert les cages des singes, aux cerveaux couverts d'électrodes dans les laboratoires. Il a justifié de retourner à une agriculture « raisonnée », où le bien-être des animaux est au coeur de l'élevage.

L'amour a conduit à stopper des recherches scientifiques, cacher des inventions meurtrières et fait que parfois des savants renoncent à leur carrière. Il a émancipé des religieux des règles sèches de leur ordre, pour les remettre vivants aux étreintes amoureuses. Il a rendu l'homme à la vie, lorsque les livres menaçaient de réduire son existence à compilation de savoirs. Bref, les émotions sont revenues et elles promettent de sauver l'humanité.

Le Bouddhisme est généralement vu comme une religion d'ascèse et sans émotion. Il n'en est rien. Le Bouddha a prôné une vie de modération, à une époque où les voies de mortification étaient extrêmes et les sociétés étaient devenues des marchés où tout se vendait : homme, animaux, pouvoirs et dons. Sakyamouni s'est érigé contre la société jouissive et libérale de marché, comme il s'est dressé contre les voies individuelles réduisant l'homme à sa force psychique, sur des corps émaciés.

Le Bouddhisme propose d'accueillir les émotions et de diriger leur pouvoir. Si elles sont violentes et destructrices, il est possible de les dissoudre dans le vide. Si elles sont fortes, elles peuvent être dépassées et mises au service de l'Eveil spirituel et de la Libération métaphysique. Si elles sont faibles, elles sont ravivées et transformées en qualités transcendantes. L'émotion est une manifestation de l'énergie de vie : comme l'eau elle peut être destructrice mais aussi un merveilleux allié.

Ce pouvoir des émotions repose sur une théorie incroyablement simple et des techniques efficaces, car pratiques. Les émotions ne sont vues en psychologie élémentale que comme des manifestations des cinq éléments, selon une échelle de manifestation de la plus excessive à la plus carencée. Entre les deux, l'individu est capable de retrouver sa dignité et de faire de ses saines émotions le moteur d'une existence paisible et heureuse.

Ni victime de ses émotions comme un fanatique passionné, ni froid comme un rationaliste athée, le pratiquant jouit d'un rapport harmonieux avec autrui et repose en paix en lui-même. Le Bouddha nous invitait à être une bonne compagnie pour soi, avant de tenter de l'être pour les autres. La psychologie élémentale nous en donne les moyens, sans ascèse, sa complication et sans laisser-aller.

Comment voulez-vous donner de l'amour au monde et à autrui si vous ne vous en donnez pas à vous-mêmes ? La psychologie élémentale : c'est l'amour de soi avec les autres, l'amour d'autrui avec son individualité, et même son ego.

Sommaire.

1ère partie. La théorie.

Les anciens ont bâti leurs conceptions théologiques sur une observation minutieuse des événements célestes et des mécanismes terrestres. Leur maîtrise a permis de passer de la cueillette aléatoire, quasi instinctuelle comme celle des animaux, à l'agriculture. Il leur suffisait de connaitre les cycles des éléments, entre ciel et terre, et les rythmes saisonniers, dont l'apparition et l'occultation des étoiles servaient d'index céleste.

De millénaires en millénaires, ils ont construit une science de l'âme, une psychologie, dont les derniers éléments vivants se sont accrochés sur les pentes de l'Himalaya. Ils avaient conscience, comme Abel et Caïn, dans la Bible, qu'un monde sépare les nomades et les sédentaires.

Ces deux univers humains ont des traits communs : ils observent le monde. Toutefois, leur point de vue est différent et ils ont donné naissance à deux sciences de l'âme bien distinctes. Ce que nous appelons psychologie.

La psychologie élémentale relève du nomadisme et est resté cachée dans l'ésotérisme des grandes civilisations. Au sein de ces dernières, comme en Chine, les sédentaires ont développé leur propre système ; ce qui ne fut jamais le cas en Europe, jamais rentrée dans un schéma traditionnel intégral.

La psychologie élémentale tibétaine a donc beaucoup à nous apprendre, non seulement du fait de ce défaut congénital de l'occident mais également parce que notre civilisation est en train de se déliter totalement, avec un net retour au nomadisme.

Chapitre 1. Les cinq éléments et la vision cosmogonique.

La première impression face à un lieu est l'espace. Une fois fixé, on remarque les régimes des vents. Pour s'y installer, deux éléments sont indispensables : le feu, qui doit être abrité, et l'eau, qui doit être disponible et contrôlée. Sans feu et sans eau, la vie de la collectivité humaine est impossible. Il lui manque encore ce qui va faire d'elle une cité, une terre arable délimitée, arrachée à la forêt par le feu et nourrie par l'irrigation.

Elément	Processus de sédentarisation des nomades
Espace	Le site d'installation
Air	Le régime des vents
Feu	Le foyer protégé
Eau	L'eau potable
Terre	La terre arable cultivée

Tableau 0. Eléments et passage du nomadisme à la sédentarité.

On a ainsi les cinq éléments de base des doctrines traditionnelles : l'espace, l'air, le feu, l'eau et la terre. Et ce processus vaut dans tous les domaines d'observation, lorsque l'on passe du nomadisme à la sédentarité.

La grille est posée et tout phénomène rentre dans le schéma. Les relations symboliques vont alors de soi et décrivent bien la vision traditionnelle du cosmos : ordre et correspondances précises

Elément	Doigt	Organe	Planète	Vertu
Espace	Pouce	Cerveau	Mars	Créativité
Air	Index	Poumons	Jupiter	Connaissance
Feu	Majeur	Intestins	Saturne	Intelligence
Eau	Annulaire	Reins	Vénus	Adaptabilité
Terre	Auriculaire	Cœur	Mercure	Stabilité

Tableau 1. Eléments et analogies, un exemple de la nature comme support de la connaissance

L'ésotérisme - la science intérieure ou de ce qui est caché - est né. Il s'appuie sur la contemplation de la nature, dont il a su observer les lois. Les religions sans distinction sont bâties sur cet « occultisme », au point que leur vision est qualifié d'exotérique, c'est à dire d'extérieur. Il y a la science de l'initié, tenue secrète car possiblement utilisée à des fins égoïstes de domination, et la croyance profane, qui se contente de croire les mythes et exécuter les rites sans en comprendre ni la valeur, ni la portée. Il y a le sacré et la profane. Le clergé et la laïcité.

C'est toute même un comble que pour désigner une solution alambiquée et inaccessible, les modernes la qualifient « d'ésotérique », avouant par là que le domaine leur est fermé et incompréhensible. Je passe sur les « problèmes métaphysiques », expression désignant des soucis n'ayant pas lieu d'être. La modernité signifie en permanence son mépris pour les sciences traditionnelles, et avoue de la sorte son incapacité à les pénétrer.

Section 1. Le symbolisme naturel et son exploitation dans la théorie de l'être.

Les exemples abondent d'utilisation traditionnelle des observations des éléments pour construire une doctrine et une hygiène de vie. Le Bouddhisme est à ce titre d'une mécanique d'une limpidité extrême.

Le bouddha Sakyamouni s'est appuyé sur la science des cinq éléments lorsqu'il a présenté sa doctrine du « non-moi », composé de cinq agrégats. Il a rejeté dos à dos le spiritualisme, affirmant l'existence d'une « âme éternelle » migrant de vie en vie pour progresser spirituellement, et certaines traditions de l'Inde, posant l'existence d'un moi divin (atma) permanent et individuel.

Selon lui, tout comme les éléments surgissent de l'un à l'autre depuis l'espace, le sens du moi est fabriqué abusivement par l'attitude dualiste et discriminante (le premier agrégat exprimant en mode égotique l'élément espace) et ses conséquences (les quatre autre agrégats). Il décrit ainsi comment la sensation abusive d'un « moi », distinct de son environnement, s'est construite par une perversion de l'énergie des cinq éléments, polluée puis agrégée sous l'influence de la mémoire.

Le Bienheureux n'a rien inventé, les védas et la bible affirment la même chose. Au gré de nos expériences, nous inventons l'idée d'un « moi » et d'autrui comme des entités sans interactions, alors que nous surgissons tous du même champ d'énergie. Nous sommes des vagues à la surface de la mer, se croyant autonomes et coupées du monde. Il n'en est rien: nous contribuons du même océan de conscience.

Elément	Vertu de l'Elément Manifestation vertueuse	Perturbation de l'Elément
Espace	Omniprésence Créativité	Intelligence dualiste (moi / autrui)

Cette attitude est préjudiciable car nous tombons alors sous le pouvoir de la mémoire (la connaissance du passé ou du bien / du mal) en particulier des moteurs existentiels qu'elle produit, appelés « samskara ». Ils se manifestent comme des perturbations subtiles et des informations latentes, qui envahissent notre conscience et la conditionnent. Au lieu de vivre dans la présent, nous vivons dans le passé.

Elément	Vertu de l'Elément Manifestation vertueuse	Perturbation de l'Elément
Air	Confiance Connaissance	Emprise de la mémoire (peur)

Les moteurs existentiels sont des informations latentes, inscrites sur divers supports de notre être, qui perturbent son fonctionnement et génèrent des actions conditionnées par la mentalité dualiste. L'état mental qui en résulte consiste principalement à adopter une attitude formaliste.

Chaque chose est ainsi définie subjectivement par l'individu, d'où le nom de « samja » de ce processus.

Elément	Vertu de l'Elément Manifestation vertueuse	Perturbation de l'Elément
Feu	Compassion Intelligence	Perception dualiste et passéiste

Abruptement, celui qui en souffre va donner aux événements et aux êtres une forme conventionnelle, convention dont il est l'auteur et n'engage que lui.

Elément	Vertu de l'Elément Manifestation vertueuse	Perturbation de l'Elément
Eau	Clarté Adaptabilité	Formalisme (conventions mentales)

Cette illusion formaliste va à son tour gérer chez lui des sensations. Ces sensations ne sont pas des émotions : ce sont des émotions « fake », polluées par l'ego.

Elément	Vertu de l'Elément Manifestation vertueuse	Perturbation de l'Elément
Terre	Equanimité Stabilité	Sensations (émotions subjectives)

Ces sensations et l'arrogance de se croire capable de faire entrer le monde sans son propre petit schéma personnel génèrent une enferment durable dans le cycle ces existences.

On a là les cinq agrégats, qui ne sont qu'une expression parasite des cinq éléments:
- la conscience duelle (espace),
- les moteurs mémoriels (air),
- les perceptions conditionnées (feu),
- le formalisme (eau)
- et les sensations (terre) qu'il génère.

Au lieu de se manifester comme des vertus d'intelligence omniprésente (espace), de confiance (air), de compassion (feu), de clarté (eau) et d'équanimité (terre), les éléments distordus vont former l'illusion d'un « moi ». Ce moi qui pense et s'agite : le « cogito ergo sum » de René Descartes.

Il n'est ainsi de pire attitude que celle qui consiste à se sentir coupé d'autrui et du monde, de coller sur les êtres et les événements des étiquettes qui sont le fruit de se propres conventions mentales, puis de n'éprouver que des sensations en rapport. C'est préjudiciable en cette vie et après.

La conscience captive de la dualité et des autres agrégats ne va pas pouvoir se libérer après la mort du corps. Elle va se maintenir, comme un phénomène électromagnétique et formel parasite, un enregistrement dans le grand ordinateur du cosmos.

Cette conscience résiduelle finit, d'existence en existence qui lui sert de support et qu'elle parasite, par former une sorte de flux continu. Le bouddhisme le nomme « flux de conscience ».

Le nouveau-né qui le reçoit est ainsi conditionné à la souffrance, ne pouvant exprimer son potentiel vital unique propre. Ce mécanisme crée non seulement un sentiment abusif de « moi » en cette vie mais l'idée que quelque chose de permanent en l'être se « réincarnait ». Cette impression est erronée. Il n'y pas de « moi » permanent, donc pas de réincarnation, dans le bouddhisme.

Les Occidentaux se trompent sur le concept de réincarnation, et même celui de karma. Ce qu'ils en pensent n'est pas bouddhiste mais le fruit de la pensée progressiste et socialiste, dans les milieux du niou-edge aux Etats-Unis ou du spiritisme en France.

La doctrine du Bouddha relève du nomadisme et de sa conception écologique de l'homme : nous sommes une partie du grand tout et nous retournons à lui, à condition d'exprimer notre potentiel existentiel pleinement. L'individu est une illusion trompeuse, juste utile à la survie en cas de danger.

Le mécanisme étant compris, je propose au lecteur soit de passer au point suivant, soit d'approfondir l'explication du Bouddha, ci-dessous.

Monde, constitué de cinq éléments	Ego, constitué des cinq agrégats
Espace	vijnana (conscience duelle et non-éveillée)
Air	samskara (empreinte et renaissance conditionnée)
Feu	samjna (perception dualiste et passéiste)
Eau	rupa (forme et convention)
Terre	vedana (sensation conditionnée, émotion fake)

Tableau 2. Eléments du monde et agrégats bouddhistes du moi.

Section 2. Les cinq agrégats du Bouddhisme.

Les cinq agrégats sont plus précisément décrits de la manière suivante dans le bouddhisme.

1 - La « vijnana », la conscience ou connaissance discriminante, invite le sujet à se voir et à voir les objets du monde comme distincts les uns des autres, voire doués d'une entité autonome.

Cette conscience discriminante ne peut surgir que d'accumulation en accumulation d'expériences tendant à valider l'idée d'autonomie totale de tous les êtres.

Bouddha réagira contre cette illusion, à la base de tous les égoïsmes, en affirmant l'idée d'interdépendance (cycle duodénaire) et indiquera comment les êtres et les sociétés sont liés entre eux et dépendants les uns des autres (l'optique est ici spirituelle et non limitée au matérialisme comme dans l'écologisme moderne).

Elément	Vertu de l'Elément Manifestation vertueuse	Perturbation de l'Elément Manifestation erronée
Espace	Omniprésence Créativité	Intelligence dualiste (moi / autrui) Conscience discriminante

2 - Les « samskara » sont les facteurs d'existence nés de l'impact subtil des événements et des actions commises par un sujet ou une collectivité et à partir desquels se détermine l'intellect de chaque être.

Selon le Bouddha, les mémoires enregistrées subtilement par notre corps et notre conscience agissent sur notre santé et notre comportement dans un mécanisme appelé samsara.

Ce deuxième amoncellement dépend du premier, une fois que l'être s'imagine doté d'une entité distincte et non reliée à autrui, il discrimine les objets du monde et cette discrimination s'opère sur la base des vents karmiques inscrites dans son anatomie subtile.

Elément	Vertu de l'Elément Manifestation vertueuse	Perturbation de l'Elément Manifestation erronée
Air	Confiance Connaissance	Emprise de la mémoire (peur) Pensée dualiste infectée du passé

3 - La « samjna » est traduit généralement par perception.

Une fois que l'être se croit individué, qu'il s'inscrit dans son environnement sous l'influence inconscience des actes du passé, il va développer une pseudo-science, empirique, à partir de ses expériences et va créer un corpus de notions ou de perceptions conceptuelles personnelles.

Ce corpus lui est propre, il s'agit d'une théorisation de sa propre expérience et de la façon de son moi de s'inscrire dans le monde. Cette théorisation s'appelle en science : le « postulat » de Descartes. Il n'est démontré comme vrai dés lors qu'il peut donner lieu à des expériences reproductibles en laboratoire (la « méthode scientifique » de Descartes)

Mais ce qui vaut dans le cadre fermé (in vitro) du laboratoire n'est pas forcément valable dans la vie (in vivo). Le Bouddha a donc parlé de non-science ou « nescience », c'est à dire d'imposture sapientielle. La science moderne est de ce point de vue une nescience : un point de vue relatif, postulé et démontré dans le cadre artificiel du laboratoire, excluant l'écologie naturelle du tout. Cette nescience a généré les catastrophes que l'on sait.

Elément	Vertu de l'Elément Manifestation vertueuse	Perturbation de l'Elément Manifestation erronée
Feu	Compassion Intelligence	Perception dualiste et passéiste Imposture sapientielle (expérience empirique)

4 - La « rupa » est la forme grossière, subtile ou très subtile que prend la manifestation.

Une fois que l'être se croit individu, que sa conscience polluée par les traces subtiles du passé théorise sur le monde, il voit les formes extérieures comme distincte de lui (non reliées), de telle ou telle nature en fonction de son expérience et de la façon dont il l'a théorisée.

Dès lors, les objets observés ne sont pas vus mais perçus subjectivement. Enfermé dans cette subjectivité, l'être croit le monde tel qu'il le perçoit et non tel qu'il est.
Par exemple, un morceau de corde laissé dans un chemin peut faire croire en la présence d'un serpent et susciter toutes sortes de réactions émotionnelles chez celui qui croit le serpent et lui-même totalement distincts, qui a fait l'expérience de la morsure (on en a entendu le récit) et qui en a conclu que le serpent était un mal absolu, à éliminer de son champ d'expérience. Dans ce cas, l'agrégat de forme conditionne totalement la conscience et l'action (réaction) du sujet. Il n'est pas ici et voit une corde: il vit dans le passé et une hallucination.

Elément	Vertu de l'Elément Manifestation vertueuse	Perturbation de l'Elément
Eau	Clarté Adaptabilité	Formalisme (conventions mentales) Réactions et pensées subjectives

5 - La « vedana » est le sentiment ou la sensation suscitée par la forme ; c'est à dire à proprement parler l'effet subtil produit sur le système nerveux et endocrinien du sujet par tout affect dans son champ de conscience.

Elément	Vertu de l'Elément Manifestation vertueuse	Perturbation de l'Elément
Terre	Equanimité Stabilité	Sensations (émotions subjectives) Emotions perturbatrices (fake)

Une fois ce processus démasqué, une question s'impose : comment se sortir de l'emprise des agrégats?

Le Bouddha nous a laissé une méthode de libération.

Section 3. La méthode d'éveil du bouddhisme.

La méthode d'éveil du bouddhisme consiste à démasquer notre conception d'autrui et de nous même, lorsque nous ignorons que le moi est un simple agrégat d'éléments et de vents karmiques.

Ignorant les éléments Espace, Air, Feu, Eau et Terre, nous nous croyons alors :

1 - un espace défini (moi, je, ego, entité);

2 - un souffle continu (ma vie, mes vies);

3 - séparé d'autrui et non pénétré par toutes sortes d'influences, comme la chaleur du feu, émanant de l'univers;

4 - permanent, alors que comme l'eau passant du liquide, à la glace ou à la vapeur, nous nous modifions constamment du moment de notre naissance à celui de notre mort; et

5 - solide, alors que notre être est une collection d'Eléments.

Sur les premières impressions d'espace défini (moi, je, ego, entité), de souffle continu (ma vie, mes vies), séparé d'autrui, permanent et solide, notre conscience va se désaxer et réagir aux distorsions qu'elle a produites. Nous pouvons donc soit suivre les distorsions et exprimer des émotions perturbatrices (fake), soit nous ressaisir en les considérant pour ce qu'elles sont.

A. Le premier pas : reconnaître les Eléments.

Le premier pas de la méthodologie bouddhiste consiste à observer combien les agrégats nourrissent des émotions perturbatrices (fake). En les reconnaissant comme perturbatrices ou fake, nous sommes moins enclins à les suivre aveuglément comme des amies infaillibles. Nous redevenons critiques sur leur utilité et leur finalité.

Par exemple, la colère reconnue comme perturbation ou émotion fake n'est plus du tout désirable. Nous reconnaissons en elle une perturbation de l'élément Espace, avec son omniprésence. Nous savons que cette vertu a été perdue pour la pensée dualiste et égoïste. La colère n'est que la manifestation de notre ego, pas de notre nature-Bouddha.

Nous pouvons soit dissoudre notre colère, soit la libérer ou la singer lorsqu'une personne égoïste entend nous faire perdre notre intelligence omniprésente. Nous allons alors laisser cours à notre colère ou même imiter la colère, sans nous laisser posséder par elle. La colère devient une émotion que nous pouvons dissoudre ou encore utiliser.

La colère ne nous emporte plus, c'est nous qui la contrôlons, comme le fermier le fait de son champ. Elle s'évanouit ou est mis au boulot. Nous n'en sommes plus esclaves. Voyons cela émotion par émotion perturbatrice (fake).

1 - Un espace défini (moi, je, ego, entité).

Le fait de nous sentir **défini** d'un point de vue spatial engendre un sentiment de perte d'espace.

En s'aggravant, cette impression conduira à nous sentir écrasé et accablé dans un monde menaçant, avec au final une réaction dépressive.

Enfermés sur nous-même, nous ne pouvons plus donner d'amour, nous ne pouvons plus nous préoccuper d'autrui, nous avons perdu toute intelligence à nous projeter dans une autre situation.

Ce blocage se manifestera par une forte colère, contre nous même en premier puis contre le monde entier.

Elément	Bouddha vainqueur et sa vertu	Agrégat de l'ego Type de réaction	Distorsion karmique	Emotion fake
Espace	Vairochana Omniprésence	Vijnana Dépression	Ecrasement, accablement	Colère

2. Un souffle continu (ma vie, mes vies).

Le fait de nous sentir **continu**, comme un souffle sans fin, engendre une certaine sécurité abusive, source de paresse. S'en suit un ralentissement dans le rythme de nos décisions.

Comme la Terre continue à tourner sans nous, cet immobilisme produira à un moment ou un autre une prise de conscience. Cet événement donne une base à un sentiment de vulnérabilité, à des pensées anxieuses pouvant aller jusqu'à la paranoïa.

Dès lors, notre mental s'embarque dans une analyse excessive de l'environnement dans le but de nous sécuriser.

Mais cette stratégie est vouée à l'échec. Nous devenons de moins en moins confiant, empli de craintes de toutes sortes. C'est la peur et l'effroi.

Elément	Bouddha vainqueur et sa vertu	Agrégat de l'ego Type de réaction	Distorsion karmique	Emotion fake
Air	Amogasiddhi Confiance	Samskara Analyse excessive	Anxiété, vulnérabilité, paranoïa	Peur

3. Séparé d'autrui.

Le fait de nous sentir **séparé** d'autrui justifie un certain manque de chaleur envers ceux qui ne nous conviennent pas. Ils sont ainsi à nos yeux lorsque nous ne parvenons pas à nous mettre à leur place ; ce qui ne manque pas de les rendre parfois menaçants.

L'échange naturel entre individus s'en trouve déséquilibré et nous nous enfermons dans une impression que personne ne nous comprend, que nous sommes seul.

Pour nous sécuriser, nous nous attachons à nos biens, à nos créations psychiques et nous perdons toute compassion.

Difficile alors d'éprouver la gratitude d'être en vie que nous devrions ressentir en considérant le sacrifice des plantes et des animaux qui nous nourrissent.

Elément	Bouddha vainqueur et sa vertu	Agrégat de l'ego Type de réaction	Distorsion karmique	Emotion fake
Feu	Amitabha Compassion	Samja Attachement	Isolement, solitude	Ingratitude

4. Permanent.

Le fait de nous croire **permanent**, alors que toutes les cellules de notre corps actuel auront été remplacées en moins de sept ans, engendre une certaine opacité entre la réalité, en re-formulation constante, et nous.

Nous sommes tiraillé entre passé et futur ; plus très présent à la situation actuelle. Il peut en résulter un certain sentiment d'impuissance à gérer le quotidien : nous errons ressassant nos souvenirs, perdu dans nos rêves.

Puis ensuite viennent diverses frayeurs, une fois le retour au réel opéré. Nous tentons de compenser le temps perdu par plus de la témérité, voire de l'agressivité envers autrui.

Perdant à notre tour toute clarté de ce qu'il convient de faire, résultat de notre propre opacité à nous-même, nous en venons à concevoir des plans pas très honnêtes de gagner notre vie ou tout du moins relevant de la facilité (jeux de hasard, perte de tout scrupule). On s'en branle de la vie et des moyens de la gagner honnêtement ou non. On verra bien. C'est la fuite en avant, sans éthique, ni repère, ni morale. Tout est devenu « cool » : c'est la paix fake.

Elément	Bouddha vainqueur et sa vertu	Agrégat de l'ego Type de réaction	Distorsion karmique	Emotion fake
Eau	Akshobbhya Clarté	Rupa Agressivité et témérité	Impuissance	Laisser-aller

5. Solide.

Le fait de nous sentir **solide** engendre une certaine dureté envers autrui. Nous nous affirmons en tant qu'ego et exigeons des rapports adultes, sans place pour la compassion, la tendresse et la joie.

Autrui devient insignifiant, ou alors, c'est à nous-même que nous n'accordons plus rien. Toute notre activité est orientée vers la recherche de pouvoir et de solidité ... mais le seul pouvoir est celui que l'on peut exercer sur soi.

Le monde est sans permanence, se redéfinissant et se recomposant à chaque seconde. Il nous échappe sans cesse. Les empires s'écroulent tous un jour et ne laissent qu'un océan de souffrances derrière eux.

En nous croyant solide, nous devenons indifférent aux changements du monde, absent à nous-même et à ceux qui nous entourent.

L'équanimité aurait pu nous apporter une certaine flexibilité, facteur de joie, et une compassion sans faille pour autrui. Au contraire, nous sommes devenu triste et dur, la vie est un lieu de bataille où la pitié n'a pas lieu d'être. Struggle for life, Darwin - encore un juif apostat à la base de la modernité - a imposé sa vision égocentrique de l'existence.

Elément	Bouddha vainqueur et sa vertu	Agrégat de l'ego Type de réaction	Distorsion karmique	Emotion fake
Terre	Ratnasambhava Equanimité	Vedana Recherche de solidité et de pouvoir	Insignifiance	Matérialisme

B. Orienter l'énergie des Eléments.

Lorsque les éléments sont ramenés dans leur expression originelle, le mécanisme de fabrication du « moi » cesse. La conscience habituelle via les cinq agrégats laisse place à l'intelligence omniprésente, la confiance, la compassion, la clarté et l'équanimité.

Tout le processus d'éveil du bouddhisme consiste à ramener les cinq agrégats constitutifs de l'être dans la pureté originelle des cinq éléments et leur expression comme vertus (voir le tableau 3).

Pour se faire, la doctrine bouddhiste a associé les cinq agrégats, issus des cinq éléments contaminées par l'égoïsme, à cinq bouddhas métaphysiques, de l'ordre psychique.

Ils constituent des modèles d'âmes pures, sur lesquels les fidèles sont invités à méditer et donc les vertus doivent les inspirer.

Les qualités des Bouddhas compensent les réactions pathologiques liées à l'expression égoïste des éléments.

Les agrégats tendant à nous amener ainsi dans deux directions:

1°- vers la répétition karmique, où l'élément espace n'est plus la source que d'une sensation d'écrasement, l'air d'anxiété, le feu de solitude, l'eau de peur et la terre d'un sentiment d'impuissance;

2° vers la libération, où l'élément espace génère de l'intelligence omniprésente, l'air de la confiance, le feu de la compassion, l'eau de la clarté et la terre, de l'équanimité.

A nous de savoir si notre attachement à l'ego va nous enchainer dans une expérience de la vie faite d'écrasement et de déprime, d'analyses sans fin et d'anxiété, d'attachement et de solitude, d'agressivité et de peur, et au final de paralysie dans l'impuissance existentielle ou de témérité agressive au sein d'un monde devenu éternel, triste et figé.

Ou au contraire, le dévoilement de la supercherie de l'ego et l'éveil spirituel vont nous amener à réaliser notre potentiel d'intelligence à la situation, au temps et au lieu, dans la confiance, la compassion et l'équanimité, au sein d'un monde resté fluide et lumineux.

La psychologie élémentale résume assez efficacement ce choix dans le tableau ci-dessous, où l'Elément agissait comme une base à partir de laquelle nous allons nous exprimer. Soit nous nous manifestions comme le bouddha que nous sommes au plus profond de notre être. Soit nous nous identifions à notre ego, prisonnier de son cortège de mémoires, ses réactions types et ses distorsions sous l'effet du karma. A nous de voir, sachant que nous ne sommes jamais dans une seule direction mais dansons la samba entre ces deux pôles.

Elément	Bouddha vainqueur et sa vertu	Agrégat de l'ego Type de réaction	Distorsion karmique
Espace	Vairochana Intelligence omni-présente	Vijnana - conscience coordonnante Dépression	Ecrasement, accablement
Air	Amogasiddhi Confiance	Samskara - moteurs mémoriels Analyse excessive	Anxiété, vulnérabilité, paranoïa
Feu	Amitabha Compassion	Samja - perception Attachement	Isolement, solitude
Eau	Akshobbhya Clarté	Rupa - forme Agressivité et témérité	Impuissance
Terre	Ratnasambhava Equanimité	Vedana - sentiment Recherche de solidité et de pouvoir	Insignifiance

Tableau 3. Eléments et métaphysique bouddhique.

Légende:
Colonne 1 - l'Elément tantrique (ne pas confondre avec celui des Chinois).
Colonne 2 - la divinité bouddhique et sa sa vertu transcendante.
Colonne 3 - l'aspect (agrégat) du moi (selon la doctrine de la vacuité) en sanscrit, traduction en français, type d'ego généré avec son attitude dominante.
Colonne 4 - distorsion karmique, c'est à dire impressions subjectives permanentes, à partir desquels l'individu va agir pour compenser cette souffrance enracinée en lui.

Section 3. Le symbolisme naturel et son exploitation dans la théorie du devenir.

Sur cette base, le bouddhisme a également repris la descriptions en cinq éléments pour exposer sa vision des états post-mortem et des mondes paradisiaques.

La tradition bouddhiste décrit l'existence de Bouddhas, maitres des Eléments, capables de projeter autour d'eux une « terre pure », où le défunt profitera après sa mort de conditions plus favorables à l'éveil spirituel et à la libération du cycle des existences conditionnées.

Le terme « bouddha » désigne en général le bouddha Siddhartha Gautama Sakyamouni, un prince du védisme, qui a vécu au VIe siècle avant Jésus-Christ. L'identité réelle d'un être, que l'on oppose à son ego ou moi mondain, est appelée également « nature-Bouddha » ou « Bouddha en moi ».

Elle se manifeste classiquement sous trois formes : brillance, radiante et imminence. Elle est issue du champ universel d'énergie cosmique, dont l'homme est une particularisation sous la forme d'un individu, comme une vague produite par l'océan.

Qui penserait que la vague est autonome? Image t-on une vague souhaitant se couper de l'océan et mener sa vie de manière autonome? Grotesque, non? Et bien pourtant nous le faisons, ou pensons le faire.

Le Bouddha a dénoncé le moi mondain comme une imposture ou « identité erronée ». Il l'a décrit comme formé de cinq éléments (brillance, air, feu, eau et terre), agrégeant les mémoires circulant en marge du champ universel d'énergie cosmique. On parle d'agrégats, lorsqu'au lieu de s'exprimer comme Eléments, les mémoires les transforment en mécanismes existentiels (conscience dualiste, moteur karmique, perception, forme et sensation conditionnées).

Dans les énumérations cosmogoniques, cosmologiques et psychologiques du bouddhisme, il est fait été de cinq grands Bouddhas (transcendantaux et vertueux) appelés « vainqueurs » (« jina »). Ils sont la source suprême des cinq Eléments et leur personnification sous forme anthropomorphique. La description de ces aspects de la tradition bouddhique varie d'une école à l'autre et fait l'objet d'âpres débats.

Ces descriptions sont les mêmes dans le monothéisme abrahamique :

- les prophètes sont des consciences éveillées (à Dieu), donc des bouddhas;

- les cinq grands « bouddhas vainqueurs » sont représentés sous la forme d'un être suprême sur un trône, entouré de quatre « vivants » (un lion, un taureau, un aigle, un ange);

- l'homme comporte une nature divine (pure et éveillée, participant de la condition de Dieu) et une nature mondaine ou humaine (caractérisée par l'emprise du péché et des souillures).

Les traditions spirituelles ne sont que des langues, exprimant les mêmes réalités dans leur propre vocabulaire et leurs signes. Elles sont l'expression dans un contexte géographique et spatial de la même connaissance. Il n'y a donc aucune « guerre des religions » et aucun « choc des civilisations » pour celui qui se place du point de vue de la gnose... mais un oecuménisme paisible.

Cet oecuménisme ne soit pas être confondu avec le syncrétisme, qui est une confusion des formes et des doctrines, comme dans le niou-edge et la pseudo-religion du nouvel ordre mondial en cours de fabrication. Ce syncrétisme résulte lui au contraire du conflit des cultures et du chaos religieux qui en résulte, lorsqu'une civilisation entend dominer le monde.

ELEMENT	BOUDDHA / NON-EGO	AGREGAT DU MOI TYPE D'EGO	DISTORSION KARMIQUE
ESPACE	Vairochana Omniprésence	Vijnana Conscience discriminante Dépression	Ecrasement, accablement
AIR	Amogasiddhi Confiance	Samskara Volition influencée par les moteurs existentiels Analyse excessive	Anxiété, vulnérabilité, paranoïa
FEU	Amitabha Compassion	Samjna Perception Attachement	Isolation, solitude
EAU	Akshobbhya Clarté	Rupa Forme Quête de solidité et de pouvoir	Impuissance
TERRE	Ratnasambhava Equanimité	Vedana Sentiment Agressivité et témérité	Insignifiance

Tableau 4. Eléments, métaphysique bouddhique et distorsions sous l'effet du karma.

Section 4. Les modifications du schéma originel des cinq éléments.

Lorsque la civilisation s'est ancrée plus profondément pour devenir sédentarité, ce système vertical à cinq éléments et les conceptions spirituelles en découlant ont été modifiées. C'est le cas en Chine.

L'eau est restée l'élément commun avec les nomades mais les progrès de la technicité ont amené les sédentaires à concevoir le cycle des éléments de manière horizontale et même à changer leur carte du ciel pour l'adapter à leur nouvelle condition. De même de leurs croyances, avec l'apparition des « sages immortels » du taoïsme.

Jean Fabre a bien vu ce décalage lorsqu'il écrivait :
  « Le nomade ne possède pas d'espace en propre. Perpétuellement à la recherche de points d'eau, il est constamment contrait de se déplacer. Il ne connaît plus que le temps. Inquiets, perdus dans des étendues immenses où leur statut les condamne à errer, soucieux du lendemain, les nomades sont les promoteurs de l'astrologie » (Jean Fabre, Les repères de l'empereur Jaune, Ed. Pardés, 1993, p.110)
et :
  « Titus Burkhard décrivait ainsi les différences géométriques des sédentaires et des nomades :

« Les nomades reconnaissent leur idéal dans la nature dynamique et indéfinie du cercle, alors que les sédentaires le voient dans le caractère statique et la régularité du carré. Ce dualisme primordial qui, depuis l'aube de l'humanité, marque de son empreinte peuples et races, se retrouve en écho dans l'individu lui-même. Les plus anciennes conceptions traditionnelles chinoises signalent, en effet, chez l'homme, deux composantes énergétiques de base (opposées mais complémentaires). La première, de caractère nomade, décrit comment l'énergie psycho-subtile circule sans arrêt dans les « péridromies » (les méridiens). La seconde, sédentaire, centrale, siège dans le Tsang et répond au système dénaire (les dix troncs) et aux cinq Eléments (Feu, Métal, Terre, Eau, Bois) » (op.cit., p.118).

Ces auteurs répondaient ainsi favorablement au commentaire de René Guénon sur la mentalité des sédentaires :

« Les sédentaires sont, de tout temps, adonnés à la culture de la terre ; les nomades à l'élevage des troupeaux. Chacune de ces deux catégories avait naturellement sa loi traditionnelle propre, différente de celle de l'autre et adaptée à son genre de vie et à la nature de ses occupations ... Fixés dans l'espace à un domaine strictement limité, ils (les sédentaires) développent leur activité dans une continuité tranquille qui leur apparaît comme infinie » (René Guénon, Le règne de la quantité, Gallimard, Paris, 2013).

Les Chinois représentaient en effet l'univers non pas comme un cercle mais comme un carré à neuf cases, sur le modèle duquel était construit le palais (« Ming-Tang », le temple de la lumière) de l'empereur (« Da Guang Ming », la grande lumière scintillante).

Nous rendons cette « lumière » dans nos langues indo-européennes par « dei-wo », racine qui a donné « dieux » (« diwus », « deva » en sanscrit), puis « Dieu » (« theos » en grec, « deus » en latin). Il a donné « Daï Ko Myô », dans la langue japonaise, terme qui désigne à Kyoto l'Empereur du Japon, le kami de Vénus Bishamon-ten et le bouddha Amida. L'idéogramme était présent sur la tombe de Confucius, avant que le tyran Mao n'ordonne sa destruction. Il est également utilisé dans le Reiki pour conférer l'initiation. Le symbole de la lumière est central en Orient, comme expression de la divinité.

Au centre du carré sacré à neuf cases des Chinois, une croix marquait les directions cardinales. A chaque direction était assigné un Elément sacré : Feu, Métal, Terre, Eau et Bois.

Chaque côté du carré était marqué par trois portes, renvoyant aux douze constellations zodiacales. Chaque case entourant le centre était une projection d'une phase de la Lune. Ainsi, combinaison des influences solaires et lunaires, le palais impérial marquait un point d'équilibre, dont l'empereur incarnait l'aspect visible et social. En relation avec la planète Vénus, entre la lune (masculine et fertilisante) et le soleil (féminin et vitalisant), le souverain organisait cet équilibre selon cinq constantes naturelles, appelées « Eléments » (Feu, Terre Métal, Eau et Bois).

Représentation chinoise de l'espace et des cinq Eléments.

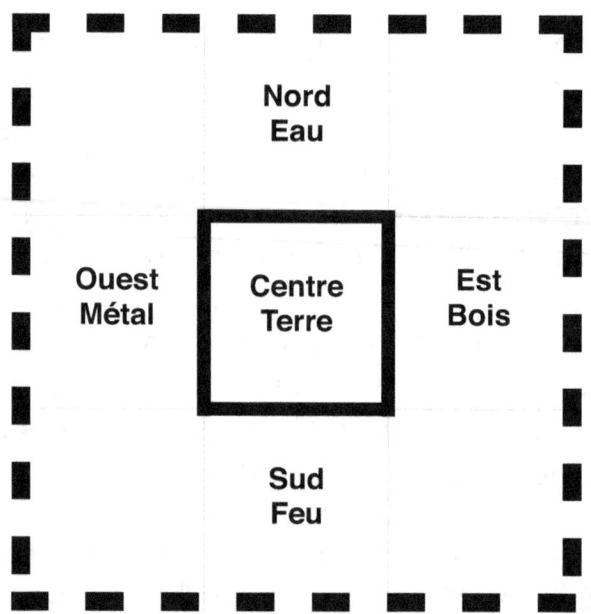

Ces constantes naturelles étaient disposés selon deux figures : un cercle ou une étoile à cinq branches.

Ces deux formes incarnaient les cycles de création et de contrôle des Éléments, présents dans la nature, et qui marquent les cinq saisons. La mise en œuvre de cette connaissance des cycles donnaient ainsi les clés pour maintenir l'harmonie naturelle, propice à la vie, et agir avec succès.

Représentation en cercle (création des énergies élémentales)
et étoile du cycle (contrôle des énergies élémentales)
des cinq Eléments chinois.

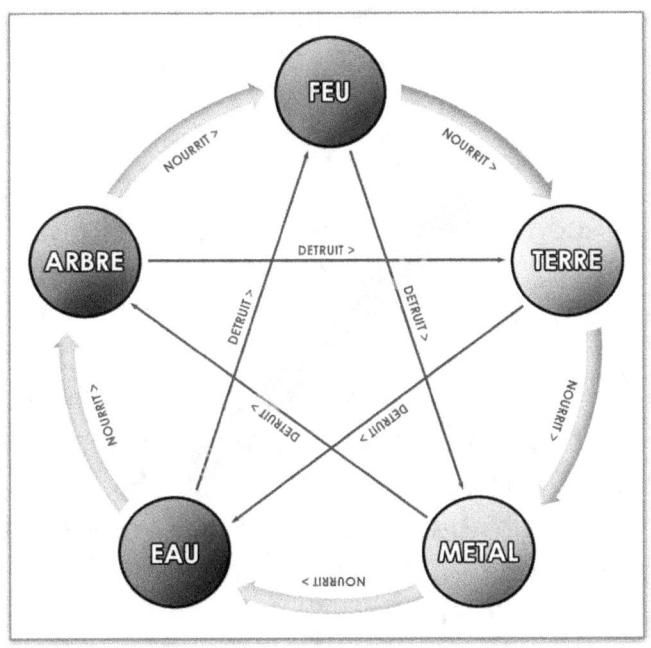

En renforçant un Elément trop faible par celui qui le nourrit ;
en compensant un excès d'un élément par celui qui le
contrôle, l'empereur par ses édits, le médecin dans ses
pratiques et donc de là tous les Chinois, étaient aptes à
restaurer cette harmonie dans un système pathologique
quelconque.

Les sédentaires étaient capables non seulement de
soigner, mais aussi de favoriser le processus vital, au

bénéfice de leurs productions agricoles, comme de leur propre santé.

Le cycle de création (en cercle) souligne les rapports entretenus par les différents éléments entre eux, comment ils harmonisent et comment ils se nourrissent pour produire la vie.

Le pentagramme de contrôle (en étoile) décrit les obstacles freinant la conversation des éléments entre eux et comment il en résulte du contrôle ; mais aussi de la maladie et la mort.

Chaque Elément est également associé à une période de la journée et à une saison, ainsi qu'à une infinité de concepts liés. Par le symbole qu'est l'Elément, on peut ainsi saisir le genre de force ou de mouvement, auquel on est confronté et agir en compensation pour rétablir la vie ou au contraire provoquer la mort.

Les règles sont les suivantes :

1- Le Feu produit de la Terre (il réduit tout en cendres) et contrôle le Métal (il peut le faire fondre et le déformer). Il est associé au milieu du jour et à l'été, cette période où la nature s'épanouit et reçoit toute la force du soleil. L'énergie du Feu est un principe très actif, qui va courir dans toutes les directions.

2- La Terre produit du Métal (les métaux sont extraits de ses entrailles) et contrôle l'eau (en la conduisant dans des digues). Associée à l'après-midi ou à l'été indien, elle incarne le moment des récoltes. L'énergie de la Terre est en cercle protecteur, elle rassemble et couve.

3- Le Métal produit de l'Eau (il s'en échappe de la vapeur, et ces « vapeurs » de métaux donnent à l'eau toutes ses propriétés curatives: minéraux, oligo-éléments, …) et contrôle le Bois (en le tranchant). Associée au coucher du soleil et à l'automne, cette force du Métal se trouve dans les plantes qui se sont concentrées en graines et qui redonnent à la Terre leurs fruits, une fois l'arbre mâture. L'énergie du Métal condense, elle est donc tournée vers l'intérieur.

4- L'Eau produit la végétation, donc le Bois (la plante s'alimente d'eau pour grandir) et contrôle le Feu (l'eau éteint le Feu). Associée à la nuit et à l'hiver, elle s'incarne dans les phases de repos de la nature, où elle se gorge d'énergie pour renaître au printemps. L'énergie de l'Eau est ainsi fluide et calme.

5- Le Bois produit le Feu et il contrôle la Terre (où l'enracinement de la plante s'opère). Associée au lever du soleil et au printemps, on retrouve sa force au moment où la plante sort du sol attirée par la lumière. L'énergie du Bois est donc ascendante, celle de l'expansion, de l'ouverture vers l'extérieur.

En conclusion : on retrouve dans ce système les préoccupations typiques de sédentaires. Le lieu de culture est un espace de forêt brûlé, la terre y est tranchée par le métal de la charrue, puis inondée afin que les plantes s'épanouissent sans contrainte et donnent de la semence. L'année suivante, le cycle recommence et ainsi de suite en mettant en oeuvre la connaissance des cinq éléments, en rapport avec les cycles du soleil et de la lune.

Cette vision a été portée au paroxysme de ses conséquences en Chine dans les arts du Feng-Shui et de la science divinatoire du Yi-King. Elle est résumée dans la figure dite du « Bagua », illustrée à la suite, mais ne se limite pas à la médecine et à l'agriculture.

Les Chinois ont calqué leur organisation politico-religieuse sur cet ordonnancement, afin de garantir la paix sociale et la justice au sein de leur empire.

Chacun des huit secteurs du Feng-Shui est associé à un trigramme de base (trois lignes représentant l'activité ou la repos d'un des secteurs du Ciel, de l'espace intermédiaire et de la Terre), avec un ensemble de relations avec les couleurs, les saisons, la famille, les activités humaines, etc.

Dans la Chine impériale, quiconque contredisait sciemment ces règles - et pire perturbait par ses violations volontaires et assumées l'équilibre comique - était exécuté. De désordre en désordre en apparence anodins, la société pouvait être menacée par les atteintes aux règles naturelles.

Inutile de mentionner que le monde moderne s'est fait une spécialité de tout dénaturer et rendre désordonné, sous l'emprise de l'individualisme, de la liberté et des droits de l'homme. L'architecture chaotique de l'occident donne une impression d'excitation de l'ego et de malaise, assez caractéristique des ambitions égocentriques des architectes et de la passivité des occupants. On est loin de la paix et de l'harmonie des paysages chinois traditionnels.

Du point de vue politique et religieux, les sédentaires chinois et ceux japonais qui les ont imité ont eu l'intelligence de placer au centre et au sommet de tout leur édifice social un médiateur : l'Empereur. Ce nomade sacralisé, exempt des charges de la sédentarité, était chargé d'assurer l'harmonie des hommes entre eux et les bons rapports avec la nature.

L'empereur assurait ainsi la communication de la collectivité avec l'environnement (le carré de terre formant l'empire du milieu) : à ce titre, il était titulaire de « **l'autorité spirituelle** ». Lui seul était l'annonciateur des crues, des labours, des semailles et des moissons, lors de rites religieux en public en rapport avec la fertilité lunaire.

L'empereur permettait également le rapport harmonieux des hommes entre eux, sous le ciel et le soleil (représenté comme un cercle) : il incarnait alors « **le pouvoir temporel** ».

C'est ainsi qu'entre terre et ciel, ou carré et cercle, **l'octogone** en est venu à symboliser l'Empereur. Il apparaît en ce monde comme le centre de l'empire, au coeur de la croix spatiale.

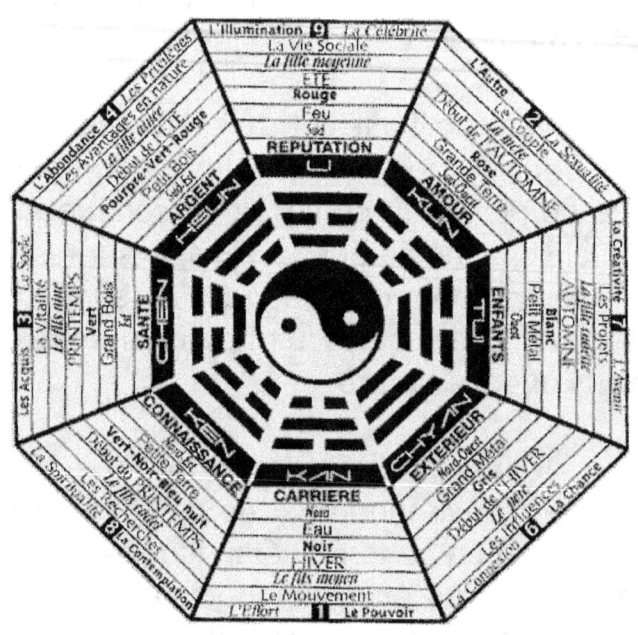

Représentation chinoise de l'octogone impérial ou « Bagua ».
Image Wikipedia

Du point de vue céleste, l'empereur est un point d'éternité, suspendu entre les douze animaux du bestiaire zodiacal, à l'image de l'Etoile polaire, centre fixe d'un cosmos dansant en spirale.

On est loin de nos présidents républicains, sorte de marionnettes dont la plus grande part du labeur est de séduire les masses en vue de la prochaine élection. Leur agitation puérile et leurs changements de direction, à l'image des girouettes, montrent bien que le monde moderne n'a en réalité aucun point fixe et navigue à vue en se laissant entraîner par le fleuve du déterminisme historique pour aller se fracasser sur quelque écueil du rivage.

Leur incompétence, parfaitement assumée par leurs électeurs, n'est t-elle pas la preuve que la démocratie des peuples - où il se rencontre plus d'incompétents que d'individus compétents et capables d'appartenir à une élite - est une machine à gouverner.

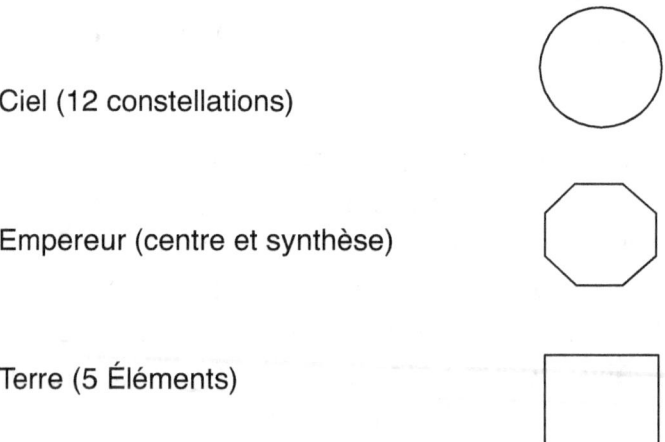

Ciel (12 constellations)

Empereur (centre et synthèse)

Terre (5 Éléments)

Représentation ternaire du cosmos par les Chinois.

Ce n'est au final que parce que les élus sont des incompétents qu'ils sont reconnus comme le reflet de ceux qui les élisent, et acceptés par eux comme gouvernants. Ceci n'a rien d'un gouvernement mais d'un consensus en vue d'aller ensemble au désastre.

Le christianisme a incarné pleinement cette connaissance propre aux sédentaires. Jésus, empereur des juifs - mais privé de sa terre par l'association des romains aux prêtres du temple de Jérusalem - s'entoure de cinq femmes (symboles des éléments) et de douze apôtres (symboles de la circulation du soleil dans le ciel), entourés de soixante-douze envoyés (symbole tiré des jours de rotation de la planète Mercure, astre des échanges et de la communication). La relation au cosmos est claire, j'y reviendrai plus loin.

Sur la croix cosmique, le messie manifeste alors sa dimension universelle de centre et d'agent rotatif : il est la vie divine et infinie, comme source de la lumière solaire et lunaire. « Je suis le chemin, la vérité et la vie » affirme t-il : la course des étoiles dans le ciel agraire, le soleil et la lune.

La chute du grain en terre pour germer et produire sert d'allégorie à sa mort sacrificielle et la renaissance de l'humanité dans son corps et dans son esprit uniques.

Au centre de la croix, où il subit la haine et le fruit du péché, le prophète nazaréen exprime pleinement son aspect humain et sacrificiel. De sa mort nait la fertilité, en rapport avec les vingt huit mansions lunaires : dans ce contexte la résurrection. Il est le germe, le « nouvel Adam » dit-il, à partir duquel l'humanité va renaître.

On est en plein symbolisme agraire, propre aux grandes civilisations de sédentaires. Le symbole du grain est appliqué à la vie psychique de l'homme (âme), jusqu'à annoncer la résurrection des corps levés de terre au jour du jugement dernier. Le christianisme incarne la promesse impériale à son extrême et le mythe agraire dans toute sa force. La mort du Christ, c'est celle du grain tombant en terre pour se relever par une postérité de successeurs.

Une fois intégrés ces éléments de la vie naturelle et de son rapport au cosmos, on peut passer à l'analyse de l'âme, de ses problématiques d'obscurcissement par la mémoire et de libération par l'éveil spirituel. Au passage, on note l'impossibilité pour une collectivité de déroger aux règles du nomadisme ou de la sédentarité.

Les nomades s'installent en effet tous et en tout lieu en cercle, en définissant douze clans et leur relation à l'espace-temps. Les cercles de médecine des Amérindiens et des peuplades d'Asie ou d'Afrique témoignent que tout ceci était compris et appliqué avant l'arrivée des Européens et de leur programme de sédentarisation aberrant et illégitime.

Les sédentaires s'organisent en carré, en divisant la société en quatre castes avec leur espace et leur calendrier propres. Toutefois, pour subsister et ne pas dégénérer sous l'effet de conditions de vie artificielles, ils doivent maintenir au sommet de la société un médiateur entre ciel et terre, comme l'empereur. A défaut, se met en place le mécanisme décrit par Platon dans « La république », une succession de régimes imparfaits menant à la destruction finale de la civilisation : timocratie des clercs, oligarchie des nobles, démocratie des fabricants et tyrannie des serviteurs.

De ce point de vue, la modernité est une aberration politique et ne peut conduire qu'à un délire messianiste du type du nouvel ordre mondial imaginé par les sionistes du secteur bancaire anglo-saxon.

La constitution d'un empire irrégulier comme la « pax judaica » du grand Israël succédant à la « pax americana » des USA depuis 1919 ne pourra conduire qu'à la manifestation d'une contrefaçon de l'empereur, ici en la personne de l'antéchrist, et dans les lieux les plus blasphématoires possibles pour le monothéisme : Jérusalem et Damas.

Le prophétisme abrahamique a donné assez de détails pour avoir une idée claire de qui il s'agira et comment il parviendra à illusionner l'humanité de la sorte pour la perdre. Descendant de la famille de Dan, le « fils de la perdition » manifestera toute l'ampleur du nomadisme dévié, ici du judaïsme, avec son caractère satanique et sa relation avec les infra-mondes, infra-mondes que l'on tentera de faire passer pour des extraterrestres.

Ronald Reagan et George Bush ont déjà annoncé la couleur : un nouvel ordre mondial mené par Wall Street et la City depuis Jérusalem sera imposé face à une menace d'invasion extraterrestre fantasque pour unifier l'humanité apeurée sous une dictature mondialiste. Un programme délirant et infantile…

On n'en serait pas venu là si les règles de la sédentarité avaient été respectées, et nomades ou sédentaires consignés dans leurs espaces respectifs avec leurs règles.

En mélangeant tous et tout, on en est arrivé au chaos actuel, menaçant la survie de l'humanité toute entière.

Chapitre 2. Les sept énergies primaires.

La science des éléments a décrit le fonctionnement des Eléments et les qualités, dont ils étaient porteurs. Ces qualités se manifestent en tant que vertus et également comme les cinq composantes du psychisme humain, à partir duquel le sentiment de « je » ou « moi » se construit.

Sur la base de ce sentiment et des qualités portées par les cinq éléments, sept énergies vont se manifester comme émotions.

Pour les Tibétains, les Grecs et les Chinois, ces énergies s'expriment également à l'extérieur sous la forme des sept grands luminaires du système solaire : le soleil, la lune et les cinq planètes observables sans instrument (Mercure, Vénus, Mars, Jupiter et Saturne).

La positon des planètes au moment de la naissance va ainsi servir d'index à l'esprit qui s'est matérialisé dans l'enfant au moment de sa naissance et va s'exprimer dans son corps par une âme unique.

Le cosmos externe et le cosmos interne de l'homme sont constitués des mêmes éléments et fonctionnent en synchronie. En observant ce qui se passe en haut, on a une idée de ce qui se passe dedans, dans la vie psychique (émotionnelle et mentale) du sujet.

Les sages tibétains ne prétendent pas que les astres agissent sur l'homme comme le soleil sur la photosynthèse et la lune sur les marées. Ils affirment que le cosmos tout entier fonctionne de la même manière sur la base des mêmes éléments et énergies. En conséquence, l'astrologie occupe une place importante dans l'analyse des faits, comme outil intellectuel d'analyse logique, et non simplement comme moyen de prédiction.

L'astrologie étant logique, claire et d'une grande précision, ce qui distingue un astrologue d'un autre est sa sagesse, qui fera de lui un bon analyste, y compris capable de projeter le consultant dans son futur sur la base de son conditionnement énergétique.

La théorie bouddhiste du karma repose sur cette base :

1. Les sphères intérieures (psychiques) fonctionnent à l'identique des sphères célestes pour produire pensées et émotions

2. Leur fonctionnement est influencé, voire perturbé, par des informations latentes : l'empreinte d'individus ayant vécu avant le consultant (les mémoires) et dont il a hérité des informations latentes, et la trace des actes conscients et volontaires de leur auteur. L'empreinte est appelée « samskara » et la trace, « karma ».

On est loin des conceptions occidentales sur le sujet. Selon le Bouddha, en plus du fonctionnement des cinq éléments et des sept énergies qu'ils produisent, des informations et des traces perturbent le processus et impriment une dynamique dans l'espace et le temps.

Ce mécanisme est entretenu par le géomagnétisme, l'électromagnétisme de la Terre, qui fait descendre certaines informations latentes dans le noyau terrestre pour être dissoutes. Ce mouvement est illustré comme une descente en enfer, vers le feu, avec une impression de perte de conscience.

Les psychismes qui sont sains connaissent un mécanisme inverse : ils sont expulsés de l'attraction descendante et vont migrer dans des sphères d'existence liées aux autres astres du système solaire.

De là, on a conçu l'idée de paradis, dont la lune est la porte et le soleil, le point ultime d'élévation et de conservation des informations latentes des psychismes (le flux de conscience). L'hindouisme décrit ces mondes avec une grande précision : chaque planète est supervisée par un dieu du panthéon. Le soleil par exemple est celui des immortels, gouvernés par le dieu Suryâ.

Dans le Bouddhisme, les sages tibétains ont décrit une monde à trois étages :
- le monde du « sans forme », lié au soleil ;
- le monde « des formes » lié aux planètes (et gouverné par cinq grands Bouddhas transcendantaux)
- et le monde « du désir » assis sur Terre.

Dans le christianisme, le schéma est réduit à l'extrême : l'enfer dans le sous-sol, la surface de la Terre et le purgatoire comme lieux de progression spirituelle, la lune comme lieu de jugement (gouvernée par saint Pierre) et le ciel, comme lieu d'immortalité (le paradis).

Je vais présenter à la suite les sept énergies et donner quelques informations sur la théorie de l'être du bouddhisme, avant de passer aux expressions carencées et excessives des sept énergies, porteuses d'émotions perturbatrices.

Section 1. Le système géocentrique, seconde base de la science tibétaine.

Le système géocentrique est basé sur la théorie des épicycles. Cette dernière apparaît officiellement au IIe siècle av. J.-C. en occident. Elle aurait pour auteur historique Hipparque (190-120 av. J-C), qui s'est probablement fondé lui-même sur l'oeuvre d'Apollonius de Perga. Elle sera reprise par Ptolémée (90-168), un mathématicien et astrologue grec d'Egypte, dont l'oeuvre est le fondement de la vision géocentrique chrétienne.

Le schéma en est le suivant : chaque planète circule dans le ciel sur un axe en forme de roue, appelé « épicycle ». Ceux-ci spirent eux-mêmes sur une autre roue déférente, dont le centre est notre planète. La mécanique de rotation simultanée des roues dessine un mouvement complexe sous forme de spirographie, intégrant le mouvement rétrograde des planètes et de la lune.

Cette théorie est la base de tables astronomiques détaillées et exactes, permettant de prédire les éclipses solaires ou lunaires et l'occultation momentanée de certaines planètes.

Les épicycles d'Hipparque, Images Wikipedia

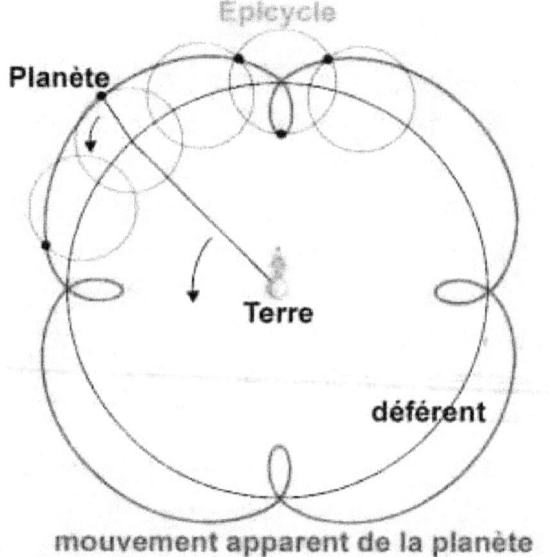

Système d'épicycle mis en place par Ptolémée

Cette vision est toujours utilisée de nos jours en agriculture biodynamique, pour servir d'index aux temps des semailles, des récoltes et des traitements des végétaux. Son efficacité et sa portée intellectuelle ne sont plus à démontrer.

De plus, le dessin opéré par chaque planète dans le ciel forme une image fractale, que l'on va retrouver à divers niveaux de la nature, y compris le psychisme humain. Cette image fractale va être utilisée dans le traitement des émotions perturbatrices.

En identifiant dans la nature ce qui a une forme semblable : le médecin traitera « par sympathie » les mots psychiques jusqu'aux maux physiques. Par l'introduction d'une forme contraire, le médecin agira « par les contraires » pour stimuler les fonctions de défense du psychisme ou du corps. En premier, le médecin veillera à ne pas nuire au patient.

Par exemple, on ne peut comprendre les bases scientifiques des modes d'action des quintessences florales du Dr Edward Bach sans se fonder sur les considérations de la cosmologie géocentrique. Le système est cohérent, du début à la fin, quelle que soi l'échelle d'observation.

Qui dit mieux ?

Il est un autre domaine où la rotation géocentrique des planètes et des deux luminaires trouve un écho et sert d'index : la science des sept énergies de l'âme. Fondée sur les cinq éléments, elle décrit l'influence de mouvements primaires d'énergie, dont les planètes sont l'aspect le plus visible, mais qui animent tout le cosmos, dont l'homme. Chez ce dernier, les énergies se manifestent sous la forme d'émotions.

L'homme est vu traditionnellement comme un microcosme, fait à l'image du macrocosme céleste. L'un et l'autre fonctionnent à l'identique et interagissent dans l'environnement. Observer le ciel, c'est donc comprendre l'homme. Et lorsqu'on observe le ciel, on y voit que les astres dessinent des formes semblables à celles des fleurs, sortes d'images fractales que l'on rencontre à tous les degrés de la création, de l'infiniment grand des galaxies à la danse des particules autour du noyau atomique en passant par la vie biologique et ses cellules.

Qui dit plus cohérent? Quelle science moderne peut procurer l'enivrement spirituel de cette vision?

Balai des astres dans le ciel
tel qu'il est vu d'un point d'observation géocentrique fixe
Image Wikipedia

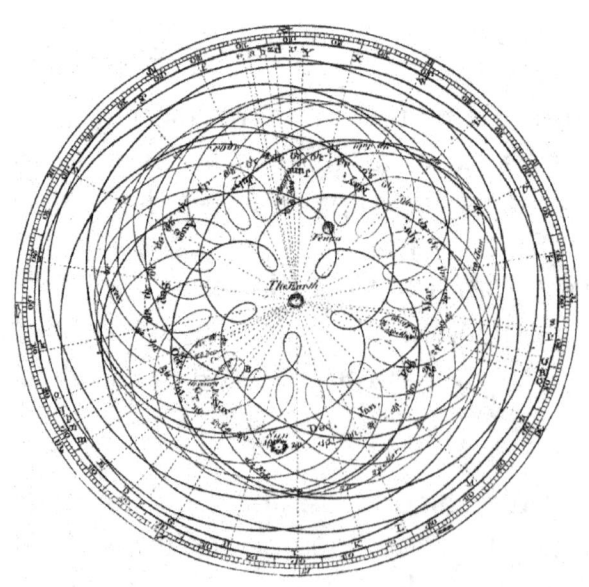

Section 2. Le principe des sept énergies primaires.

La science des sept énergies primaires postule les sept astres du système solaire comme l'expression des mêmes forces cosmogoniques agissant dans le système endocrinien humain[1]. Elle utilise alors planètes et luminaires comme des index des modifications subtiles affectant l'âme humaine.

Si les énergies primaires portent les noms des astres, cela ne signifie nullement que ces derniers soient leurs créateurs ou dispensateurs. Il n'y a aucune influence tangible, qui est de l'ordre de l'infime, des planètes et des luminaires du système solaire sur l'homme, si ce n'est l'activité électromagnétique et lumineuse du soleil.

Lorsque l'énergie se manifeste de manière stable, l'homme réagit en équilibre par des qualités morales et des émotions saines.

Lorsque cette énergie est excès ou en carence, le sujet développe des troubles comportementaux. En parallèle, les fonctions et les productions des glandes endocriniennes sont impactées, les deux domaines étant liés.

Ainsi un trouble hormonal d'origine génétique ou traumatique va engendrer des états psychiques et des

---

[1] Influence des astres : http://anthropobiocosmologie.wifeo.com/lhomme-est-il-une-plante-.php

réactions comportementales inadéquates, qui vont affecter le patient.

De même, des comportements erronés récurrents d'un sujet vont affecter ses organes et leurs fonctions, pour être ensuite transmis à ses descendants via la reproduction.

Les traditions spirituelles n'ont pas attendu les déclarations tonitruantes des diététiciens et des psychiatres modernes pour faire le lien entre l'action et la réaction ou les fondements héréditaires de certains troubles physiques ou psychiques. La théorie bouddhiste du karma ou abrahamique du péché reposent sur ces données médicales.

Par exemple, l'énergie primaire de l'élément Espace est visible dans les cycles de Jupiter. La planète peut ainsi servir d'index aux moments et aux lieux où cette énergie sera stable, en excès ou en carence dans la nature et en nous-mêmes.

Cette énergie de Jupiter influe sur le fonctionnement de la glande hypophyse, le chef d'orchestre de notre système hormonal. La glande et l'astre sont les fruits de la même image fractale. L'une agit comme l'autre dans son domaine respectif. Les deux interagissent subtilement, sans échange d'énergie, ni de matière, mais elles échangent de l'information sur le mode habituel des formes fractales. On appelle cet effet radio : un « effet de forme ». La science qui en traite se nomme « radionique ».

En équilibre, le sujet va être influencé par l'énergie de type Jupiter à s'exprimer par une attitude raisonnable, circonspecte, ordonnée, digne et assidue dans l'effort.

Energie primaire	Glande Elément Agrégat Vertu	Equilibre
2. Jupiter	Hypophyse Espace Conscience discriminante Omniprésence	Raison, circonspection, ordre, dignité, assiduité

En excès, l'énergie va le conditionner à des erreurs comportementales comme l'ambition délirante ou la folie des grandeurs et le pousser à l'hyper-organisation.

En carence, l'individu va manquer de bon sens, d'aspiration et d'organisation.

2. Jupiter	Hypophyse Espace Conscience discriminante	Manque de bon sens, d'aspiration et d'organisation

Ainsi de suite selon le tableau ci-dessous, pour chacune des sept énergies. Je vais développer à la suite chacune d'entre elles.

Une fois ces comportements bien ancrés, on observe l'apparition de neuf masques (ou ego-types), qui vont limiter l'expression naturelle de l'âme et la limiter dans des rôles convenus. Ce sont les ego-types, bien connus en astrologie tibétaine ou dans l'ennéagramme, hérité par l'islam des Mésopotamiens.

La cause de l'ancrage dans les comportements excessifs ou carencés relève - selon le bouddhisme - de la fabrication erronée de l'ego. Le Bouddha insiste en particulier sur l'ignorance et le pouvoir des « samskara », les moteurs existentiels. Il reprend à ce titre la vision indienne du « karma ».

Il est donc utile d'en indiquer ci-dessous quelques aspects, dans la mesure où elle est similaire à celle du « péché » dans la tradition occidentale et complète ce que j'ai écrit plus haut à propos des cinq agrégats.

Energie primaire	Glande Elément Agrégat	Equilibre
1. Soleil	Pinéale - -	Idéaux élevés, courage, assurance, pensée positive
2. Jupiter	Hypophyse Espace Conscience discriminante	Raison, circonspection, ordre, dignité, assiduité
3. Vénus	Thyroïde Air Moteurs existentiels	Sens artistique, sentiment, gaité, dévouement, amour
4. Saturne	Thymus Feu Perception	Capacité de jugement, fidélité aux principes, intériorisation
5. Mercure	Surrénales Eau Forme	Intelligence, intérêt, mobilité, médiation
6. Mars	Foi Pancréas Terre Sensation	Mental pratique, fougue, force de décision, activité
7. Lune	Ovaires / Testicules - -	Sens de la nature, sollicitude, aptitude à soigner

Tableau 5. Les 7 énergies primaires et leur expression.

Section 3. Le mécanisme des cinq éléments et des sept énergies astrales comme base de la théorie bouddhiste du karma ou la loi de rétribution.

Le terme « karma » signifie littéralement en sanscrit : « action ». Le karma est à la fois le pouvoir latent contenu dans les actions et le résultat de ces actions. Il explique les différences extrêmes, qui existent entre les uns et les autres. Bien que nous partagions la même biologie, nous nous exprimons de manière extraordinairement variée, bien plus que les animaux de la même espèce entre eux.

Considérant la théorie du karma, il est important de ne jamais oublier que la portée de nos actions dépend entièrement de l'intention ou de la motivation qui les a portées par le flux de conscience contaminé, et non de leur ampleur. C'est notre motivation, bonne ou mauvaise, qui détermine le fruit de nos actions. Non les actions elles-mêmes.

Tout ce qui nous arrive aujourd'hui dans le monde de pensée dualiste est le reflet du karma passé : des actions, de leur charme et de leur charge. Il n'est pas une fatalité ; il n'est pas prédéterminé ; il est créateur parce que nous pouvons déterminer notre façon d'agir et la motivation qui l'anime. Nous pouvons changer : l'avenir est entre nos mains, dans notre coeur. Les êtres humains peuvent être semblables quant à leur apparence ; mais chacun perçoit pourtant le monde de façon foncièrement différente.

Chacun vit dans son propre monde individuel, exclusif et distinct. Le Bouddha a nommé ce mode de conscience : conscience discriminante (vijnana, विज्ञान). Elle s'exprime dans toutes les passions que nous ressentons, en particulier sur la base de notre égoïsme. Gautama l'a opposée à la conscience non-discrimante, celle des êtres réalisés spirituellement : la conscience omniprésente. Elle permet de voir à travers les yeux de tout être et s'exprime par la compassion, sans aucune saisie égoïste, et d'exprimer une compréhension totale du cosmos et un savoir universel.

Le karma ne doit jamais être confondu avec la justice morale, avec la notion de récompense ou de punition. Cette idée provient de la conception d'un Etre suprême, d'un Dieu qui juge, d'un législateur céleste qui déciderait de ce qui est bien ou mal de manière dictatoriale. La théorie du karma n'a rien à voir avec une justice qui serait basée sur la stricte rétribution des actes.

Le karma est une théorie de causes et d'effets, d'actions et de réactions. Toute action qui est appuyée sur une volition produit ses effets, ses résultats, mais ces derniers modifiables à volonté. Nous avons une marge de manoeuvre pour nous protéger des conséquences de nos actes et en modifier les effets, par notre propre pouvoir ou avec l'aide d'une autre pouvoir. C'est une bonne nouvelle !

Les empreintes laissées par les actes négatifs ne sont pas irrémédiables. Il est possible de s'en défaire dans le présent grâce au regret, à la compensation et au désaveu. Les empreintes sont alors neutralisées et leur résultat karmique ne se produira pas.

En revanche, faute de regret, de compensation et de désaveu, les empreintes négatives laissées telles quelles grandissent chaque jour. Un petit acte négatif accompli aujourd'hui, si nous ne le désavouons pas, crée dans notre flux de conscience une empreinte qui devient chaque jour plus profonde. Un peu comme l'argent que nous déposons en banque produit chaque jour des intérêts. Mais dans ce cas, les intérêts travaillent contre nous jusqu'à ce que nous les touchions sous la forme d'une grande souffrance.

Selon les lois du karma, aucune expérience n'est sans cause ; ou plutôt, tout ce qui arrive survient de la graine d'une action passée et chaque action sème à nouveau sa graine dans la conscience et le domaine subtil du corps, qui en un jour mûrira en accord avec sa nature. En bref, une action négative produit la graine de souffrance future, et une action fondée sur la bonté, la graine future du bonheur.

Techniquement, le karma est de deux sortes : contaminé et non-contaminé.

Ce dernier fait allusion à un acte effectué avec la conscience de la vacuité, que les êtres sont exempts de moi fondamental, permanent et distinct du cosmos. Cet acte ne produit alors aucun effet sur son auteur.

Le karma contaminé, enchaînant dans le « samsara » (le cycle des renaissances), peut être maléfique, bénéfique ou non-fluctuant.

Le karma non-fluctuant fait allusion aux actes créés par une méditation encore souillée par la saisie d'une existence intrinsèque des divinités visualisées ou de soi-même.

Lorsque le karma d'un individu a été épuisé, comme un compte en banque vidé de son crédit et de son débit puis fermé, ce dernier obtient le "nirvana", la grande cessation. Un tel individu entre et sort du cycle des existences à volonté, par pure compassion, sans être affecté par un quelconque type de conditionnement.

Dans le Christianisme, Jésus est considéré comme un être exempt de tout karma, dont la mission a été de compenser les fautes de l'humanité pour la sauver par sa propre mort puis sa résurrection. Son retour eschatologique est annoncé à un moment où les humains seront confrontés à une défit de nature cosmique, menaçant leur existence collective même. Jésus emportera alors la partie des humains ayant accepté et reçu son pouvoir de libération : cet épisode est appelé « ascension de l'église ».

De même dans l'Islam, le Christ - exempt de toute faute - intervient à la fin d'une époque de décadence au côté de

Mahdi, un libérateur militaire et spirituel des Arabes et des juifs, pour conduire l'humanité à un nouvel âge d'or, après le meurtre de l'antéchrist / « dajjal ». Ce personnage incarnera toutes les tendances négatives de l'humanité, avec pour caractéristique une ambition de gouvernement politique mondial centralisé et une falsification des traditions spirituelles sous la forme d'une fausse religion universelle.

Dans le Bouddhisme, le bouddha Maitreya fut annoncé comme un être ayant pour mission de sauver l'humanité environ 500 ans après la mort de Gautama (donc aux alentours du 1er siècle de l'ère chrétienne) et de détruire dans une seconde phase une manifestation humaine de Mara, une entité spirituelle néfaste gouvernant la Terre.

Le bouddha Amitabha, appelé Amida au Japon, présente la particularité de réaliser à leur mort et à la fin des temps l'ascension de ses fidèles dans un monde supérieur, où ils seront délivrés du mal et conduits à la réalisation spirituelle.

On retrouve dans Maitreya et Amitabha, Miroku et Amida pour les Nippons, des éléments conceptuels du christianisme.

La théorie du karma du bouddhisme ou la doctrine de l'erreur comportementale (le péché) du monothéisme abrahamique se recoupent. Les diverses traditions annoncent des événements similaires. La différence tient dans leur formulation, dans un contexte historique et spatial distinct. Leur message est très intéressant de nos jours.

Les manipulations psychotroniques et la vie dans des cités artificielles menacent de faire de l'homme moderne un zombie social, au service de dirigeants sanguinaires, encadrés par une meute de policiers démens, englués dans leurs représentations erronées du réel (conventions mentales) et leurs frustrations personnelles.

Ce monde est un enfer, en particulier un enfer de bêtise, où l'être n'est plus perçu que comme un réservoir de mémoires karmiques, régissant à tel ou tel influx sonore ou onde émise par le système de contrôle. Sa vie n'a alors aucun sens spirituel. Elle ne comporte aucune opportunité de réalisation métaphysique.

Un telle existence est la pire négation de la vocation de l'être humain à l'illumination bouddhique. C'est le monde de mâra ou de satan, le prince de ce monde. Un monde intrinsèquement erroné et sans issue : un enfer, rendu attrayant par le « tout confort » moderne et le divertissement. Mais un enfer tout de même !

Tableau 6. Pratiques modernes.

technique	propos
psychotronisme	enchainer les citoyens aux champs artificiels d'électromagnétisme et de sons conditionnants voulus par les dirigeants
psychanalyse	éveiller les mémoires ou en fabriquer pour pousser le psychanalysé à s'y identifier et renforcer son ego social

Pratiques traditionnelles.

technique	propos
cultes	libérer les fidèles des champs pollués du géomagnétisme et de l'énergie interne par des sons et des danses déconditionnants, copiés sur ceux des étoiles
initiation	éteindre les mémoires et empêcher la conscience d'en fabriquer de nouvelles pour permettre à l'initié à s'identifier de nouveau à son essence spirituelle

D'autres éléments doivent rapportés en ce qui concerne le karma.

Le karma exerce son emprise selon un mécanisme d'enregistrement, d'affinité et de choc en retour et trois types de phénomènes : les « samskara », les « vasana » et les « vrtti » dans le vocabulaire sanscrit.

Le premier phénomène est l'enregistrement : tout acte (« karma ») s'enregistre dans le corps, non seulement au niveau cérébral mais dans le système musculaire et osseux lui-même grâce à la présence de fer dans notre hémoglobine. Le corps humain constitue une sorte de circuit imprimé, qui va stocker et traiter l'information (vasana).

L'enregistrement (« vasana ») se manifeste par des perturbations sur les airs subtils du corps (« prâna »), qui vont affecter nos processus mentaux et émotionnels, et plus généralement notre sensation subtile non-consciente.

Face à un être, un objet, un lieu ou un événement, leur charge en enregistrements (vasana) va provoquer en nous ces perturbations appelées « vrtti ». Ces derniers sont en quelque sorte attirés ou repoussés par nous, en fonction de la loi d'affinité.

En physique, on observe que les pôles opposés d'un aimant s'attirent et les pôles de même charge se repoussent, permettant à l'énergie électrique de circuler.

« Vasana » et « vrtti » forment les samskara, les moteurs de notre existence, en fonction desquels les actes enregistrés ou « karma » vont s'exprimer. Ils le font selon trois modes : la répétions des actes, l'acte compensatoire qui va effacer la mémoire et l'acte neutre, sans incidence.

Les religions utilisent l'acte compensatoire comme mécanisme de rédemption, afin de soustraire un fidèle de la conséquence de ses actes volontaires. Même notre droit pénal fonctionne sur ce principe puisque la peine d'amende ou de prison vient compenser un acte illégal. Idem de notre droit civil, avec la réparation financière des dommages infligés à un tiers. Lorsqu'un individu pratique des actes compensatoires et justes, on parle dans le bouddhisme de « dharma ».

Il est possible d'augmenter ou de diminuer l'emprise des « vrtti » - et de là des « vasana » et « samskara » donc du « karma » - par deux catégories de formules sonores :

1. les « astra », qui les amplifient et distordent notre circuit imprimé, pour empêcher la conscience de s'exprimer normalement ;

2. les « mantra », qui les effacent et permettent à notre conscience de se libérer des conditionnements.

Il est possible de générer des sons par l'électronique, aussi bien dans la gamme audible que celle des infra-sons et de supra-sons, pour obtenir un conditionnement d'autrui.

L'institut de Robert Allan Monroe[2] en Virginie, du nom d'un ancien ingénieur du son ayant développé un programme technique de libération acoustique, commercialise des instruments et des enregistrements agissant sur notre « karma » depuis plusieurs décennies. Ils visent à effacer mécaniquement les traces mémorielles qui conditionnent notre conscience.

A rebours, il est connu et admis que les gouvernements ont développé des armes sonores silencieuses pour manipuler leur population et cibler les individus subversifs ou contestataires. Il est possible ainsi via un cheval de Troie (compteur Linky, GSM, PC, etc) d'implanter des enregistrements négatifs à distance dans le corps d'une cible ou pour le moins de la suggestionner pour orienter son comportement social négativement.

On soupçonne les vendeurs d'armement policier d'avoir convaincu les gouvernements - après une injonction du groupe de Bilderberg en 1979 - de mettre en place une vaste stratégie de chaos dans nos sociétés, la technologie permettant de générer de la délinquance à dessin et sur commande. Cette stratégie - en parallèle d'un programme d'eugénisme et de génocide global - repose sur la

---

[2] https://fr.wikipedia.org/wiki/Robert_Monroe

croyance que la délinquance serait génétiquement programmée, ce qui est vigoureusement contesté par les généticiens et le bouddhisme. Elle n'interviendrait qu'en marge, le contexte étant le principal moteur existentiel[3].

Or la société moderne est le pire contexte spatio-temporel en matière de libération, avec sa croyance psychanalytique et ses conditions anti-naturelles d'existence. Elle constitue même le comble de l'aliénation.

Le Bouddha en avait fait l'expérience en se retirant du palais impérial pour sept années d'ascétisme, avant de fonder sa méthode d'éveil et de libération en marge des délires de sa civilisation.

---

[3] Voir mon essai sur Amazon, Pascal Treffainguy, « L'encyclopédie du psychotronisme, le crime presque parfait », paris, 2018.

Chapitre 3. les sept énergies en équilibre.

Les sept énergies visibles dans les astres du système solaire agissent également en l'homme, et en particulier sur les organes les plus impliqués dans la vie émotionnelle de l'homme: les glandes endocrines. Sans équilibre endocrinien, pas d'harmonie émotionnelle et inversement. Ceci explique que toutes les religions proscrivent l'usage festif des intoxicants neurologiques : tabac, alcool et drogues sont réservés à un usage sacré.

Le soleil en équilibre.

On observe dans la pratique que le déficit en lumière solaire perturbe le fonctionnement de la glande pinéale, impliquée dans la vie émotionnelle. La pinéale produit la mélatonine, une hormone connue pour influer sur le sommeil les rythmes chrono-biologiques et les états de conscience.

Les animaux en captivité dans des hangars souffrent d'une sous-production de celle hormono, par manque de lumière solaire, ce qui ralentit leur psychisme et génère des états dépressifs, influant sur leur croissance et leur reproduction. Un complément de synthèse leur est donc administré.

Pour les Tibétains, la pinéale génère des états positifs où l'individu exprime du courage, de l'assurance et formule de manière positive sa pensée. A terme, il est capable de former des idéaux élevés et percer un charisme solaire sur son entourage social.

Annick de Souzenelle et Paul Foster Case voit dans la glande la représentation interne de la montagne sacrée de la bible, comme lieu où se fait la communication avec Dieu. Par exemple Moïse y reçoit les tables de la loi et Jésus y est transfiguré dans son corps paradisiaque.

La lune, avec son effet sur le marées agit clairement en relation avec le rythme ovarien chez la femme. Le cycle menstruel permet à l'individu de sexe féminin de se libérer de son égocentrisme pour concevoir un enfant, qu'elle sera apte à concevoir en accord avec la nature, qu'elle sera capable de soigner et pour lequel elle manifestera toute sa sollicitude. Idem pour l'homme, dont la force va se mettre au service de la famille et non de son égotisme viril.

Lorsque la lumière solaire est absente ou la rupture avec l'environnement lunaire est fort, certains instincts disparaissent ou se perturbent comme c'est souvent le cas chez les sédentaires. La rumination, le doute, l'abattement et la mesquinerie se manifestent chez celui qui ne prend pas assez le soleil ou chez qui la pinéale est déréglée.

En surchauffe, l'individu va au contraire développer un certain aveuglement et un grand aplomb, comme c'est le cas chez les nomades. Les Indiens d'Amérique ont manqué de discernement dans la manière d'accueillir les colons et ont mené des actions miliaires pleines de panache certes… mais vouées à l'échec. Ivres de soleil, ils furent anéantis par des sédentaires européens lunatiques, enfermés dans leurs communautés religieuses sectaires et déprimés après les persécutions, vécues en Angleterre notamment.

Chez les sédentaires, on constate également une perte de fertilité des femmes comme des hommes. Chez les nomades, elle est au contraire sur-stimulée dans la mesure où la mortalité infantile est plus forte du fait des conditions de vie plus difficiles. Ceci observé, on peut étendre les conclusions aux autres astres.

Energie primaire	Glande Elément Agrégat	Equilibre
1. Soleil	Pinéale - -	Idéaux élevés, courage, assurance, pensée positive

Jupiter en équilibre.

Jupiter est en relation avec l'hypophyse, une glande endocrine impliquée dans l'équilibre du corps. Les Tibétains l'appellent « le chef d'orchestre » du corps. Elle produit en effet les hormones trophiques, impliquées dans la nutrition des organes et des tissus. On constate qu'elle est perturbée dans son fonctionnement chez la plupart des patients atteints de cancer.

D'un point de vue symbolique, Jupiter incarne la loi, la rectitude et était chez les Romains le dieu suprême (Zeus pour les Grecs). Par association, l'oeil de la planète en est venu à représenter l'oeil divin qui voit et juge tout. De là, la rotation de la planète est associée à un cycle punitif ou tout du moins de rétribution des actes.

Chez les Tibétains, Jupiter incarne la logique, la circonspection, l'ordre, la dignité et l'assiduité, des qualités pour le moins juridiques et judiciaires. Il ne faut donc pas s'étonner que le Bouddha ait associé cette fonction avec le premier agrégat composant l'être humain : la conscience discriminante et évidemment les émotions liées, en particulier celles liées à l'élément espace, la manière de le vivre ou de l'administrer.

Chez un Bouddha, nous avons vu que c'était la conscience omniprésente qui dominait. Elle lui permet d'investiguer sans peur le vécu de chaque être, afin de nouer avec lui des liens harmonieux et s'il est malade, des rapports basés sur la compassion.

Chez un non-éveillé, c'est la peur d'autrui qui domine. A moins que celui-ci soit vu comme faible et immédiatement exploité. Peur ou jouissance abusive, l'énergie est la même. En sens inverse, lorsque l'on est soi-même abusé, c'est un sentiment de colère qui va s'exprimer.

Peur, perversion, colère ne sont que des expressions distordues de la même énergie, celle qui pourrait se manifester comme une intelligence capable de pénétrer en tout être et toute chose pour célébrer la fête de la vie, y entraîner les malades et les souffrants, jusqu'à les guérir.

Réprimer les émotions perturbatrices revient donc à nous priver de cette énergie. Y succomber leur laisse le champ pour nous épuiser et nous compromettre. La solution est donc de revenir à une vie juste, avec ce qui faut d'ordre et ce qui convient de liberté.

Energie primaire	Glande Elément Agrégat	Equilibre
2. Jupiter	Hypophyse Espace Conscience discriminante	Raison, circonspection, ordre, dignité, assiduité

Vénus en équilibre.

Vénus est vue comme les Tibétains comme l'astre de l'air. C'est elle qui gouverne les vents au-dehors et dans le corps. Elle génère du sens artistique, de la gaité, du dévouement et inspire l'amour.

Le Bouddha l'a associée aux samskaras, ces informations latentes agissant sur nos souffles internes. Les Tibétains appellent « rLoung », ce que les Chinois, les Japonais et les Hindous appellent respectivement « Tchi » (ou « Qi »), « Ki » et « Prâna ». Pour eux, c'est ce mouvement qui porte la vie et anime nos organes et fonctions. En carence ou en excés, nous sommes malades. Il faut donc harmoniser son expression par une vie ordonnée et libre, mais avec modération des deux.

La mémoire nous donne accès à de vastes sciences, mais elle peut aussi est le vecteur d'émotions perturbatrices. Par exemple, quelqu'un qui se souviendra avoir été piqué par un serpent, aura peur même d'une simple corde. Des peurs paniques à l'hypnose exercée par un objet, les émotions produites sont liées à la mémoire, celle que nous avons reçue ou construite au gré de nos actions.

Pour les Tibétains, le mécanisme est particulièrement lié au fonctionnement de la thyroïde. La glande est impliquée dans l'assimilation du phosphore et du calcium, donc la croissance du corps ou l'activité métabolique (production des cellules), et même la température sanguine et l'activité du coeur. La thyroïde permet au schéma inscrit dans notre ADN de s'exprimer, afin que l'être humain puisse danser avec la vie et son environnement.

Toute perturbation de la thyroïde va engendrer des conséquences au niveau de la croissance, pour la sur-stimuler avec des phénomènes comme l'apparition d'un goitre ou l'empêcher de s'exprimer, dans le nanisme par exemple.

Energie primaire	Glande Elément Agrégat	Equilibre
3. Vénus	Thyroïde Air Moteurs existentiels	Sens artistique, sentiment, gaité, dévouement, amour

Saturne en équilibre.

Saturne est gouvernée l'élément feu. En relation avec le thymus, cette énergie se manifeste chez l'homme comme la capacité de jugement, la fidélité aux principes et la tendance à l'intériorisation. C'est ce que les Tibétains pensent. En science, la glande participe à la création du système immunitaire chez l'enfant et va ensuite dégénérer, voire disparaître chez l'adulte.

Dans l'analyse bouddhiste, la thyroïde s'exprime dans l'agrégat perception avec sa propension à l'attachement émotionnel ou à l'isolement affectif, ou dans la compassion. C'est les deux premiers alternativement ou l'autre, car cette énergie est extrêmement tranchante. Dans l'attachement et l'isolement, il n'y a aucune compassion : la dépendance et le rejet sont les deux thèmes, souvent alternativement, sans que le patient ne puisse retrouver une expression positive de son feu intérieur.

La thérapie devra forcément rependre le processus de croissance affective là où il a été stoppé, à défaut de solutionner le trouble organique. L'un va hélas avec l'autre : le trouble congénital crée les dispositions psychiques et l'attitude émotionnelle affecte la glande endocrinienne et les fonctions associées. Il y a interaction entre la forme et la fonction, dans les deux sens.

Energie primaire	Glande Elément Agrégat	Equilibre
4. Saturne	Thymus Feu Perception	Capacité de jugement, fidélité aux principes, intériorisation

Mercure en équilibre.

Mercure est un bon index de la manière dont les surrénales fonctionnent et évidemment l'élément Eau en nous.

En équilibre, l'Eau génère intelligence, intérêt, mobilité et médiation, comme le fait le fluide. L'attitude mentale qui en résulte est claire comme de l'eau de source. Le sentiment agit de même, il s'insinue comme l'eau dans tout support. Sa plasticité et sa nature même suscite l'intérêt. Elle ne cesse de courir, quitte à se remuer en vapeur pour s'élever ou se solidifier en glace pour flotter. Enfin, l'eau est dotée de cet extraordinaire pouvoir de médiation associé au dieu Hermés - Mercure chez les Gréco-Latins : elle permet les échanges. Cette action se fait du coeur de la cellule aux comètes, porteuses des acides aminés indispensables à la vie.

Dés que l'élément Eau se perturbe, la quête de solidité et de pouvoir commence et aboutit à la peur et au sentiment d'impuissance sans aucune échappatoire. L'homme est renvoyé à son obligation de voir et de se voir clairement. Toute fuite ne peut qu'aboutir à cette situation de confusion, entretenant la paranoïa et le mensonge. Au niveau sentimental, c'est particulièrement vrai dans les réactions formelles, soit celles qui sont imposées, soit celles qui sont suscitées par les formes.

Les sentiments imposés sont faux, mais au moins ils tentent à développer la compassion, là où l'isolement ou l'attachement affectif auraient fait des dégâts. Les obligations sociales dans le couple et la famille visent à amener l'homme et la femme à plus d'authenticité, sans recherche excessive de solidité et de pouvoir. Les joies de la vie conjugale et familiale permettent de compenser une vie professionnelle où l'homme est extrêmement sollicité pour guerroyer, administrer ou fabriquer.

La prière et l'esclavage sont les deux alternatives au-dessus et en-dessous de cette condition. Le clerc et l'esclave ne sont pas sensés se reproduire, ni goûter au couple et à la famille. En échange, ils ne font pas la guerre, n'administrent pas la société et ne sont pas chargés de fabriquer. Les clercs servent dans l'isolement de leur prière, puis en enseignant et en soignant. Les serviles aident, dans la mesure où livrés à eux-seuls ils seraient incapables de se prendre en charge. Leur propension à être dépendants est mise au service d'autrui.

Energie primaire	Glande Elément Agrégat	Equilibre
5. Mercure	Surrénales Eau Forme	Intelligence, intérêt, mobilité, médiation

Le Bouddhisme a particulièrement insisté sur cet agrégat dans la méditation. Les formes conventionnelles opèrent comme des anti-dotes aux déformations des éléments. A ce titre, la visualisation d'un Bouddha opère comme une médication, capable de sortir l'individu de son isolement et de sa dépendance affective alternées pour l'amener la véritable compassion.

Mars en équilibre.

Les sons (les « mantra » liés à « nada », la vibration créatrice du cosmos), les formes (les « yantra » liés au « bindu », l'essences neurale ou la production endocrinienne), les couleurs, odeurs et gestes de la divinité (les « mûdra », liés à « kala », le temps) sont des remèdes pensés comme des formes curatives. Nous verrons en seconde partie de l'ouvrage comment pratiquer ces techniques avec efficacité et produire du fruit.

Certes la prière est un temps bien occupé, comme en général l'activité rituelle (réglée), qui est le sens originel du mot « dharma ». Mais la véritable transformation s'opère lorsque la vibration produite dans un individu par la force vitale génère des productions hormonales parfaites.

Sa vie émotionnelle n'exprime alors que les qualités des cinq Bouddhas : intelligence omniprésente, confiance, compassion, clarté et équanimité. Les sentiments d'écrasement, d'anxiété, de solitude et d'impuissance se sont évanouis. Les énergies des éléments, des planètes et des astres ne s'expriment plus sur ce mode. En fait, ce sont les émotions perturbatrices qui ont disparu et des émotion saines qui ont pris leur place.

En s'investissant dans l'énergie de Mars, présente dans l'élément Terre, le foie et le pancréas, le pratiquant des sons peut développer un mental pratique, une fougue et une force de décision servant son activité.

Energie primaire	Glande Elément Agrégat	Equilibre
6. Mars	Foie Pancréas Terre Sentiment	Mental pratique, fougue, force de décision, activité

L'être devient alors véritable co-créateur. Son mental est devenu pratique. Sa fougue et sa force de décision se manifestent dans son activité : une activité où domine l'équanimité et non plus le sentiment d'insignifiance de l'existence. Tout a désormais du sens. La vie mondaine, éteinte, n'en avait aucune. Elle était vide de signification et ne limitait à remplir son estomac, baiser et faire sortir son ego en public au mieux de ses intérêts. La vie nouvelle dans la sphère des Bouddhas est remplie et invite à satisfaire autre chose que la pyramide de Maslow.

La pyramide des besoins est une représentation pyramidale publiée en 1943 par le psychologue juif apostat d'origine khazare Abraham Maslow, dans son étude « A Theory of Human Motivation ».

Adepte du rationalisme de Descartes et des théories psychanalytiques de Freud, inspirées de la Kabbale et allant à rebours du Judaïsme, Maslow a affirmé que les humains visaient à la satisfaction de cinq besoins sociaux par ordre croissant selon leur talent :

- le besoin physiologique, comme manger, boire, copuler, respirer dormir et évacuer urines et excréments ;
- le besoins de sécurité, comme jouir d'un environnement stable et prévisible, sans anxiété, ni crise ;
- le besoin d'appartenance à un groupe (famille, cercle, société, race) et d'affection ;
- le besoin d'accomplissement de soi qui se manifeste par la confiance en soi et respect de soi, ainsi que la reconnaissance et l'appréciation d'autrui pour ces qualités ;
- le besoin d'estime.

On remarque que le système reprend les cinq éléments à rebours :
- le physiologique en relation avec la Terre, donc les instincts corporels ;
- le sécuritaire en relation avec les risques liés à l'eau (inondation, sécheresse et déluge) ;
- l'affectif en relation avec le feu, comme genre du foyer et de l'espace social (feu sacré du temple) ;
- l'accomplissement en relation avec l'air donc les échanges subtils ;
- l'estime en relation avec l'espace, c'est à dire la définition de soi en tant que tel.

Or, le bouddhisme propose d'abord de nous définir, avant de traiter les problématiques de nos échanges avec l'environnement, la société, les éléments et le corps. La thérapie bouddhique fonctionne exactement en sens inverse du psychologisme moderne. Ou plutôt, la psychologie occidentale est une inversion de la science traditionnelle de l'âme.

C'est en ce sens que cette pseudo-psychologie contribue du satanisme. Sa confusion entre la lumière divine (ou des Bouddhas) et les luminosités de l'énergie préternaturelle rencontrée au moment de la mort en fait en plus une forme d'illuminatisme... ou plus exactement de luciférianisme dans le conte des doctrines modernes du manichéismes.

La Lune en équilibre.

Cet incident est d'ailleurs en rapport direct avec un dysfonctionnement de la septième énergie : celle de la Lune et des glandes sexuelles. Elle se manifeste en équilibre par le sens de la nature, une grande sollicitude et une vraie aptitude à soigner et se soigner.

Un dérèglement dans ce domaine - et on sait l'obsession de Freud et des psychanalystes pour la libido - conduit soit à l'insensibilité émotionnelle totale soit à une existence creuse ou le bien-être et le paraître se suffisent à eux-mêmes.

Energie primaire	Glande Elément Agrégat	Equilibre
7. Lune	Ovaires / Testicules - -	Sens de la nature, sollicitude, aptitude à soigner

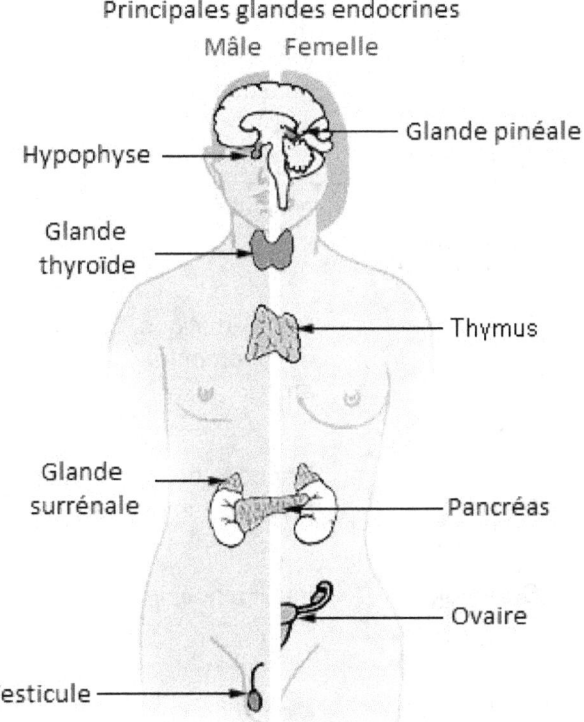

Principales glandes endocrines
Mâle Femelle

Hypophyse

Glande pinéale

Glande thyroïde

Thymus

Glande surrénale

Pancréas

Ovaire

Testicule

Image Wikipedia

Energie primaire	Glande Elément Agrégat	Equilibre
1. Soleil	Pinéale - -	Idéaux élevés, courage, assurance, pensée positive
2. Jupiter	Hypophyse Espace Conscience discriminante	Raison, circonspection, ordre, dignité, assiduité
3. Vénus	Thyroïde Air Moteurs existentiels	Sens artistique, sentiment, gaité, dévouement, amour
4. Saturne	Thymus Feu Perception	Capacité de jugement, fidélité aux principes, intériorisation
5. Mercure	Surrénales Eau Forme	Intelligence, intérêt, mobilité, médiation
6. Mars	Foi Pancréas Terre Sentiment	Mental pratique, fougue, force de décision, activité
7. Lune	Ovaires / Testicules - -	Sens de la nature, sollicitude, aptitude à soigner

Tableau 7. Les sept énergies astrales et leurs sièges dans le corps.

Chapitre intercalaire. Psychologie traditionnelle tibétaine et psychologie occidentale moderne.

Avant d'étudier les manifestations des sept énergies en carence et excès, il est certainement utile de revenir sur ce qui distingue la psychologie élementale de celle des modernes.

Le lecteur n'ignore pas que je suis enseignant de Naikan, une technique simplifiée de la psychologie élémentale des Tibétains, fabriquée à partir des mêmes bases. Ce que j'ai pu indiquer du Naikan vaut pour la psychologie élémentale tibétaine.

Section 1. Les différences entre la psychologie occidentale et les psychologies orientales comme le Naikan.

Le Naikan des Japonais comme la psychologie élémentale tibétaine s'appuient sur le Bouddhisme, un message philosophique stable et clair, ainsi que sur une expérience thérapeutique de plus de 2.500 ans (900 ans dans le cas spécifique du Naikan), au sein des médecines bouddhiques.

C'est vrai notamment de deux thèmes :
1. la doctrine du « non-soi » (l'ego est vu comme une manifestation pathologique) ;
2. le principe de « vacuité » des phénomènes (ils sont composites et vides d'existence propre).

Le Bouddhisme présente un ensemble philosophique cohérent et stable depuis au moins 2.500 ans. Il est donc aisé de distinguer, dans la psychologie élémentale et le Naikan, les fondamentaux intellectuels intervenant dans le processus de restauration de la santé psychique.

Le pratiquant présente un écho favorable aux concepts utilisés ou les rejette, ainsi que par conséquent la technique. On peut donc dire que les techniques orientales sont transparentes, qu'elles n'avancent pas masquées. De plus, elles ne sont pas « reconnues » par les autorités publiques, ni remboursées par les organismes payeurs de sécurité sociale, ni promues par l'industrie pharmaceutique et validées par leur dogme chimico-scientiste. Le praticien traditionnel doit faire ses preuves et ne jouit pas d'une rente de situation. Sa réputation n'est donc que le résultat de pratiquants satisfaits de son action, non pas de diplômes, de pairs et d'incitations financières de tiers.

A proprement parler, il n'existe pas de « dangers intrinsèques » des thérapies traditionnelles, puisqu'elles visent au lâcher-prise nécessaire à la valorisation des aspects positifs de l'existence. Toutefois, la résistance - comme en psychanalyse - peut être un obstacle. La résistance du pratiquant lui-même ne se produit ici jamais (au contraire de la psychanalyse), puisqu'il est le principal acteur du processus mise en oeuvre par les thérapies traditionnelles et qu'il le dirige lui-même. La résistance de l'entourage est celle la plus à craindre.

En pratique, il n'est pas rare d'observer des crises psychiques, allant jusqu'aux menaces verbales et physiques à l'encontre de l'enseignant, de la part de celui ou celle qui dans l'entourage du pratiquant tire plus ou moins parti de son état pathologique. En effet, tout individu se trouve lié dans un filet relationnel, « empoisonné » selon l'enseignement du Bouddha par la pathologie mentale de l'égocentrisme. Parce qu'elles sapent à la base le processus d'auto-victimisation alimentant l'ego, les thérapies traditionnelles ouvre la voie à la responsabilité personnelle, libérée de tout attachement et de toute névrose issus du passé. Un individu libre est dés lors moins facile à manipuler qu'un névrosé empêtré dans ses complexes.

Or, cette libération des entraves, qui trouvent leur origine parfois dans l'entourage familial ou relationnel, peut être vécu douloureusement par celui ou celle à qui profite l'enchaînement du patient. On verra ainsi tel ou membre - de la famille ou du cercle amical - exercer une contrainte sur le pratiquant, dans le but de le maintenir dans les automatismes pathologiques dont il entend profiter, au détriment de sa victime.

Les résistances externes sont une des causes premières d'abandon du processus thérapeutique dans les thérapies traditionnelles. Elles doivent être identifiées et prises en compte dès le début de la pratique, sous peine de surgir de manière exacerbée et inappropriée en cours de processus. A défaut, il n'est pas rare que des pratiquants doivent opérer un choix : soit celui d'avancer dans la thérapie quitte à aller au conflit ; soit celui de stopper pour rester sous l'emprise d'un proche manipulateur.

Cette dualité doit pouvoir être anticipée et gérée au mieux, quitte à faire le deuil de la relation avec le proche (ce qui est toujours regrettable et dommageable). Dans ce cas extrême, on voit à quel point le tissu relationnel peut constituer un véritable poison, que le bouddhisme désigne du terme de « faux amis ».

Section 2. La psychologie occidentale et les psychologies orientales sont des techniques opposées en tout : base, moyen de thérapie et fruit.

La psychologie occidentale ne se préoccupe que de notre collection de névroses, d'anxiétés et d'habitudes, qui nous sont tellement familières que nous nous identifions à elle. Elle propose de verbaliser nos traumatismes pour renforcer notre « impression de moi » et retrouver ainsi notre capacité d'affirmation de soi, qu'elle estime être la condition de la santé mentale et que le maladie (dépression, névroses et autres pathologies psychiques) est réputée avoir affaiblie.

Pour la psychanalyse, l'évolution de l'homme culmine ainsi dans un état de maturité psychologique chez un être humain capable de jouir, de supporter une dose raisonnable de contrariétés, de travailler, d'élever sa progéniture. Après quoi il décline et il disparaît définitivement, au travers de la sénilité, puisque, bien entendu, il n'y a rien après la mort.

Pour soigner, la psychanalyse classifie nos névroses, anxiétés et habitudes en distinguant le "moi", le "surmoi" et le "çà", qui s'articulent alors entre "conscient" "pré-conscient" et "inconscient". Ces concepts ont émergé progressivement, pour former au final un corpus stable mais en re-formulation, comme tout postulat scientifique moderne.

Les idées de la psychologie classique et de la psychanalyse sont pourtant relatives et datées ; car celles du rationalisme et du matérialisme de leur temps, c'est à dire celui de l'apogée de la révolution industrielle et du dogme scientiste. Du point de vue des thérapies traditionnelles, la psychanalyse entretient le manque de maturité des individus, en les maintenant dans un état de demande typique de l'enfance. Elle ne peut s'exercer que dans une société individualiste, où les plus forts réalisent leurs désirs les plus narcissiques ; tandis que les faibles sont considérés comme des parasites ou des inutiles, voire sont exploités ou éliminés.

Les thérapeutes traditionnels considèrent le freudisme comme puéril et dangereux. Il ne s'intéresse pas à nos névroses, anxiétés et habitudes. Les thérapies traditionnelles se concentrent sur ce qui est positif dans notre vie : ce que nous avons reçu et ce que nous recevons à chaque instant de l'univers et de nous-mêmes. Face au réseau extraordinaire de solidarité et d'amour qui nous porte à chaque instant de la vie, les thérapies traditionnelles soulignent combien l'affirmation de soi et de sa petite histoire personnelle est une attitude relative, voire infantile et nuisible.

En relativisant le moi et ses supposées blessures, les thérapies traditionnelles ne visent pas à l'affaiblir mais à le remettre en perspective au sein de ce réseau. Nos souffrances égotiques et nos manques sont alors relativisés en soulignant le fait que nous aussi, malgré tout ce que nous avons reçu de la vie et d'autrui, avons commis des actes négatifs et préjudiciables.

Au lieu de nous réaffirmer comme des « nombrils du monde », à qui tout serait dû, et des victimes des autres, les thérapies traditionnelles nous invitent à nous défaire de notre égocentrisme et à agir en conscience pour retrouver notre identité au sein du réseau global de relations, qu'offre notre vie. Ce que nous découvrons de nous-mêmes nous invite alors à plus de gratitude et à bien plus d'ouverture que d'ordinaire. Nous jugeons moins et nous acceptons les expériences de la vie comme des événements, qui ne sont pas là pour nous détruire, mais pour nous rendre plus spirituellement lumineux et donc beaux, et surtout plus aimants.

La vie est ainsi un processus de progression vers plus d'authenticité et non pas une course à l'affirmation de soi, par la réussite économique ou l'accumulation de biens. Alors la société n'est pas le lieu de lutte des classes entre les ambitieux, les fainéants et les soumis (selon le schéma eschatologique de Platon) ; mais un lieu d'échanges équitables, où chacun est valorisé à la place qui est la sienne et en fonction de ses dons et talents, au sein de cet incroyable réseau d'amour que forme la vie. La différence de perspective avec la psychanalyse freudienne est diamétrale. Un exemple caricatural peut le démonter.

Selon les théories du freudisme, un ressortissant allemand de 1933-1945 se devait d'être « normal », c'est à dire donc nazi, belliciste et en faveur de l'extermination des Juifs. Ceux qui refusaient cette « normalité » devait partir pour un autre cadre (la colonie de Rothschild en Palestine par exemple avec sa « norme sioniste ») ou accepter l'élimination. Des millions de Juifs sont morts ainsi en pure passivité face à un régime criminel, sans même l'idée de fuir. Pire, les fuyards et les survivants ont estimé par la suite que ces morts étaient un « sacrifice » à Dieu (« holocauste » ou « shoah » en hébreu quand il s'agit d'hommes), nécessaire à l'obtention d'un Etat national.

Cette position a rencontré l'hostilité des milieux traditionnels juifs, par son caractère blasphématoire et dotant que l'argument a été retourné contre les musulmans de Palestine. S'ils veulent un Etat dédié, ils doivent souffrir un remake de l'épisode de Varsovie (Gaza) et des persécutions de ceux souhaitant leur propre « espace vital », ici les sionistes. Ce n'est qu'à ce prix que leurs vies seront sauvées par l'exil et un Etat leur sera au final accordé.

La pensée freudienne, issue des milieux talmudistes les plus anti-traditionnels, aura entretenu par ses vues non seulement les conditions d'un génocide en Allemagne mais aussi au moyen-orient, et porté une doctrine laïque et un messianisme parodique qui empoisonnent notre époque.

On ne saurait donc trop se méfier des laïcs souhaitant aller à rebours de leur tradition spirituelle, ce qui était le cas des psychanalystes Freud, Bergson et Jung, tous issus de milieu talmudistes et apostats. La critique vaut pour les chrétiens et les musulmans détachés de leur religion et tentés d'en parodier les paradigmes à rebours. Dans le Bouddhisme, la secte Sokka gakkaï, vouée au matérialisme et l'individualisme les plus modernes, aura déformé l'enseignement de Nichiren pour former une sorte de machine de guerre contre les institutions impériales et religieuses du Japon. Ce renversement parodique conduira aux attaques au gaz toxique dans le métro, perpétrées par la secte Aoum.

Tableau 8. Tableau synoptique des différences d'approche entre freudisme et les thérapies traditionnelles.

Approche	Psychanalyse freudienne	Thérapies traditionnelles
Objet	Renforcer le moi contre le monde	Relativiser le moi au sein du monde
Moyen	Verbaliser des névroses, des anxiétés et des habitudes et conformer son comportement au cadre social accepté par le lieu et l'époque (être « normal »)	Méditer sur les dons de la vie et nos actions altruistes, comme égoïstes et faire de la vue un champ d'expériences authentiques (être « vrai »)
Fruit	Matérialiste et rationnel : affirmer ses désirs raisonnables	Spirituel et qualitatif : trouver une place mature au sein de ce vaste réseau de solidarités et d'amour entre les êtres, qu'est la vie
Issue	Pas de jugement moral sur sa propre existence et pas de vie après la mort	Progresser vers l'authenticité pour se préparer au jugement qui marque le début de notre existence post-mortem

Section 3. La psychanalyse est le fruit des conceptions personnelles de Freud et de ses successeurs, un ensemble de croyances mouvant, sans cohérence et relativement non prévisible ; l'expérience thérapeutique qui en découle est très récente, sans postulat scientifique et sans étude clinique concluante.

Le moins que l'on puisse observer est que la psychanalyse avance totalement masquée, sur fond de respect institutionnel du médecin. Pourtant, que savons-nous de son origine réelle ? De ses fondamentaux ? La conduite, les actes, le sujet sont des aspects souvent mis en avant par les psychanalystes. Que désignent t-ils ? On doit pouvoir ajouter les premiers travaux de Freud sur la sexualité infantile, qui sont le point de départ de sa technique. En quoi sont t-ils fondateurs ?

D'autres notions interviennent également par la suite comme le transfert, la compensation, l'inconscient, etc. De quoi s'agit t-il ? Le patient l'ignore car aucune clef n'est donnée. Le psychanalyste sait et le patient doit se laisser guider aveuglément. Ce dernier ignore même le coût de sa thérapie et le nombre de séances nécessaires. Une arnaque hors paire ! Le meilleur moyen de tomber sur un psychanalyste se prenant pour un gourou ! Et quid de la légitimé doctrinale !

En effet, comme toute science moderne, l'ensemble doctrinal de la psychanalyse est en formulation. Il est donc relatif et daté. De plus, il n'est pas clair : les notions ne sont pas définies avec précision. Il n'est pas cohérent : des notions s'opposent, avec des écoles diverses. Il avance masqué à la manière d'une secte : il ne renseigne pas sur son origine et son orientation. De plus, la psychanalyse est incompatible avec toutes les religions institutionnelles, malgré des tentatives de psychanalyser le message des traditions religieuses. Aucun avertissement n'est donné au patient.

Que savons-nous des origines intellectuelles du Freudisme ? René Guénon, et sa suite Hadés, dans son « Psychanalyse, sacrement du diable », ont souligné les « charges anti-traditionnelles » de la psychanalyse. Cette critique est justifiée car elle entend notamment donner un sens subjectif aux mythes et aux fondamentaux des civilisations… et non respecter leurs visions propres.

Sous cet angle, la psychanalyse se présente à son tour comme une « religion universaliste » et alternative, à l'image de l'islam, les englobant toutes et leur donnant un sens nouveau. S'il est connu que l'islam est le fruit de la révélation faite au prophète Mohamed dans la perspective du monothéisme abrahamique, quelles sont les sources de Freud ? S'agit-il d'une pseudo-religion ou d'un spiritualisme dans le cas de la psychanalyse ? Quelle est sa perspective ?

René Guénon la dénonce comme le fruit du scientisme et du matérialisme les plus grossiers et souligne deux points inquiétants sur les intentions de Freud, en particulier comme apostat d'une forme du judaïsme d'origine khazare (donc asiatique) et non sémitique :

- la psychanalyse s'appuie comme le cartésianisme sur une inversion du psychique et du spirituel (ce qui est symptomatique de la pensée moderne), tout comme le spiritisme, dont il est contemporain et concurrent (utilisant les mêmes « recettes » évocatoires) ;
- les symptômes mentaux y sont classés dans une hiérarchie inversée, la croyance religieuse (avec ses aspects initiatique et mystique) étant rejetée comme du domaine du pathologique le plus élevé.

C'est à ce titre, et parce qu'elle procède du matérialisme le plus violemment anti-traditionnel, que la psychanalyse a reçu dès son origine l'appui des autorités publiques républicaines, comme le souligne René Guénon. A une époque où ces dernières sont animées en sous-main par des groupes occultistes et spiritualistes les plus inquiétants, ce soutien s'inscrit dans une volonté clairement annoncé : il s'agit de détruire le catholicisme romain et de remanier les vestiges de l'initiation occidentale dans la perspective d'un messianisme global inspiré d'un judaïsme dévié sous l'influence du protestantisme anglo-saxon.

Freud, Jung, Bergson, Einstein, Marx, Hitler, etc sont tous des apostats du judaïsme traditionnel et semblent avoir été financés à dessein par le même groupe sectaire, qui entendait devenir le leader de l'occident et le devint en moins de cent ans par la dette, la guerre, les révolutions et la manipulation des foules. La psychanalyse a servi de musique de fond pour liquider ce qui restait des réflexes judéo-chrétiens traditionnels antérieurs à cette prise de pouvoir et imposer un mode de réflexion orienté sur l'égo et le mémoriel. De cette manière, la nature spirituelle des êtres allait être durablement occultée, préparant le terrain à l'intelligence artificielle et au transfert de la conscience mondaine dans des supports informatiques et des androïdes. La croyance en la réincarnation est ainsi validée : « l'esprit » peut se transmettre, et il faut entendre ici l'ego. Un cauchemar !

Comme le faisait remarquer le philosophe français Didier Eribon du caractère sectaire et même « totalitaire » de la psychanalyse :

« ... Sa diffusion massive dans toutes les sphères sociales a fait de la psychanalyse une sorte d'évidence partagée par tous, et le socle le moins interrogé du sens commun : on n'imagine plus qu'un lapsus puisse n'être révélateur de rien. Ou qu'œdipe soit de la foutaise. Et c'est bien parce que le Freudisme est dans toutes les têtes que les psychanalystes peuvent exercer leur magistère : la culture prépare les esprits à accepter leur discours et leurs verdicts. Ce que disent les analystes est reçu d'avance. On regarde le passé, le présent, les aléas de l'existence... à travers leurs yeux et leurs concepts. Par conséquent, alors que les psychanalystes aiment à parler d'une résistance à la psychanalyse, il est évident que c'est plutôt le contraire qui se produit aujourd'hui : une résistance profonde, et largement répandue, à toute critique de la psychanalyse, et plus encore à toute tentative de récuser le mode de pensée analytique ... ».

De plus, on doit souligner qu'aucune évaluation scientifique du Freudisme n'a jamais été produite en appui de sa reconnaissance par les autorités de santé, et même son remboursement par les organismes de protection sociale. La psychanalyse bénéficie d'une bienveillance curieuse. Pourtant elle n'apparaît à l'analyse que comme une « croyance » (moderne), sans aucune base scientifique, ni effet clinique démontré.

On doit remarquer de plus qu'elle procède sur la base de l'inversion (voir plus haut), ce qui est le propre, d'un point de vue traditionnel, du satanisme à proprement parler. Cette inversion des symboles est assez symptomatique de ce que Guénon désigne comme « nomadisme dévié », et dont la caractéristique est de mettre en oeuvre les résidus des divers « réservoirs psychiques » d'un point de vue extérieur et ceux des strates les plus inférieures du psychisme, d'un point de vue intérieur, conformément à la doctrine traditionnelle des états multiples de l'être.

La résistance naturelle du sujet à cette inversion a été manifeste dès les débuts de la cure psychanalytique. Freud, y voyant un handicap au succès de sa méthode, a tenté de retourner le processus de défense de la conscience en la qualifiant de « phase nécessaire au transfert ». Le psychanalysé refuse « instinctivement » la régression de sa conscience dans des enchaînements causaux antérieurs. Elle est réputée comme déstructurante et dissolvante par les religions, jusqu'à conduire à la désagrégation des composantes du psychisme selon le bouddhisme. L'état qui en résulte est même qualifié de possession (démoniaque, c'est à dire « anti-symbolique »), notamment dans la démonologie traditionnelle.

Dès lors, pour continuer le processus, le psychanalyste n'a de choix que de donner une autre acception à la résistance : elle est qualifiée de « comportement infantile » et de « résistance à la nouveauté », et se trouve ainsi valorisée comme un progrès dans la thérapie. Le patient se trouve, étape par étape du processus de désagrégation de son psychisme, de plus en plus pieds et poings liés au psychanalyste. Ce dernier est devenu son « gourou » au sens moderne. Non un ami spirituel capable de le guider vers la lumière de son propre état de Bouddha ou du Soi comme en Inde. Plutôt, un ennemi psychique, un pervers qui va embourber sa victime dans les vestiges mémoriels de sa conscience. On n'est pas très loin du gang-stalking psychotronique de la police, le harcèlement électromagnétique et sonore en réseau qui utilise l'hypnose de type LIDA et le système suggestif inventé par Vladimir Gavreau.

Le psychanalyste est devenu de nos jours une « autorité », à qui le psychanalysé donne toute liberté de le conduire dans les strates les plus inférieures de sa conscience. Il est vrai que l'on rencontre, dans la mystique traditionnelle, ce processus de descente aux enfers, comme par exemple dans « La divine comédie » de Dante ou l'exposé des « Trois Sciences » du Bouddha. Ritualisée dans l'initiation, cette « descente ad-infernis » vise à « épuiser » les tendances inférieures, comme l'égoïsme, et toutes les perversités. Il s'agit alors de les « éteindre » et non de leur redonner vie pour renforcer l'impression d'ego, comme le fait la cure psychanalytique. Sous cet angle, l'ambition de Freud et ses continuateurs apparaît clairement comme une machine de guerre, visant à subvertir les consciences et détruire les religions traditionnelles. A qui sert ce crime ?

Ce grief est le principal défaut de la psychanalyse : on peut lui reprocher d'opérer un « revival » ou une évocation (quasi-ritualisée, et même ritualisée de manière inversée - d'où le caractère proprement satanique de la technique de Freud) des traumatismes et des sous-personnalités du passé, conduisant à un effet obsessionnel (et même possessionnel) sur la conscience du psychanalysé. Ne se trouvent plus valorisées que les expériences négatives, avec leur charge émotionnelle elle aussi négative.

La psychanalyse, c'est la culture de l'égout et de la poubelle. Ce n'est pas en faisant remonter l'eau des WC depuis le puisard et que l'on renverse les détritus sur la table de la cuisine, que l'on a mis de l'ordre dans la maison. Bien au contraire. Cet état de souillure est amené à son paroxysme avec l'utilisation d'armes psychotroniques, utilisées par la police en secret et toute illégalité pour maintenir l'occident sous le joug de ses dirigeants occultes. J'ai consacré deux ouvrages autobiographiques à cette question.

Si on ajoute que le but avoué de ce rite est de renforcer l'impression d'ego, on ne peut conclure qu'à un caractère « inversé » de la psychanalyse, dont l'objectif est finalement la mort psychique du sujet. Orienté vers les mémoires traumatiques, illusionné par une impression de moi reconstruite sous l'influence perverse du psychanalyste, le psychanalysé est alors apte à se soumettre à toutes les conditions aliénantes du matérialisme moderne, puis à se tourner vers les spiritualismes contemporains. La psychanalyse se révèle, comme le notait René Guénon, une porte d'entrée dans le spiritisme, dont il est un des aspects pseudo-thérapeutiques, ou la théosophie, devenue de nos jours le new-âge, où elle trouve sa justification.

Une étude plus approfondie permet de conclure à une négation des arcanes du monothéisme, la psychanalyse visant directement le prophétisme abrahamique, pour en invalider la valeur. A proprement parler, la psychanalyse intervient dans un lent processus d'envoutement de l'occident en vue de son anéantissement, dont le point culminant serait la venue de l'antéchrist ou dajjal. Dans le bouddhisme, on parle du « règne de Mara », que Bouddha a du affronter lors de son expérience d'Eveil spirituel.

C'est là que s'opère toute la distinction entre les thérapies traditionnelles et la psychanalyse. Les thérapies traditionnelles visent un processus de valorisation des conditions positives de l'existence, qui exclue toute victimisation et pousse à la prise de responsabilité. Sur cette base, le praticien est amené à se libérer de la notion d'ego, qui l'entrave et le limite dans le narcissisme, puis à expérimenter les « états supérieurs » (lumineux) de la conscience, sources de libération ultime.

La psychanalyse vise, en sens inverse, à produire un individu matérialiste, imbu de son ego fantasmatique, orienté vers les « états inférieurs » (ténébreux) de la conscience et les mémoires morbides qui y résident. C'est là ce qui distingue une religion d'une contre-religion, une initiation d'une contre-initiation, la mystique véritable du spiritualisme, la spiritualité authentique du satanisme et la liberté ultime du consumérisme.

Ternaire de saint Paul (ou paulien) Ternaire bouddhiste	Version de René Descartes (ou cartésienne)	Vision spirite / théosophique (et psychanalytique)
L'Esprit (ou corps subtil en spiration) Dharmakaya	L'âme éternelle	Les esprits / les réincarnés (le sub-conscient) / l'âme éternelle (le sur-moi)
L'âme : pensées et émotions` (ou moral) Shambogakaya	L'esprit	L'esprit : psychisme (le conscient)
Le corps (ou corps grossier) Nirmanakaya	Le fait matériel	Les corps : physique et astral (l'inconscient)
	(Les émotions)	L'orgon de W. Reich ou la résistance musculaire de la kinésiologie

Tableau 9. Visions respectives de l'être
dans les traditions spirituelles et les spiritualismes.

Tableau 10. Objets d'analyse
dans le bouddhisme et le freudisme (page suivante).

Psychanalyse*		Bouddhisme**	L'égo
sur-moi (sublimation)	**objet** (transfert)	*Dharmakaya* (esprit) **jnana** (conscience éveillée et omniprésente)	**v i j n a n a** (conscience duelle et non-éveillée)
conscient (renforcement de l'ego)	**moi** (compensation)	*Shambogakaya* (âme)	**samjna** (perception conditionnée) et **samskara** (comme empreinte et facteur de renaissance conditionnée)
inconscient (régression)	**subconscient** (verbalisation)	*Nirmanakaya* (corps)	**r u p a** (forme conditionnée)
	mémoires réincarnations (régression karmique)		**vedana** (sensation conditionnée)
* en formulation		** formulé depuis 2500 ans	

L'ego est alimenté par:	12 chainons du conditionnement :
	- ignorance
	- moteurs mémoriels
	- discrimination
	- individualisme
	- activités des 6 sens
	- contact avec les objets
	- sensations retours
	- soif d'être
	- attachement
	- devenir
	- renaissance
	- souffrance

Chapitre 4. Les manifestations en carence.

Ceci posé, nous pouvons avancer dans l'exposé et passer aux thérapies à proprement parler, sans avoir à trop détailler les mécanismes. Le Bouddhisme ne s'attache qu'aux solutions, le diagnostic étant secondaire.

Soleil en carence.

Lorsque l'énergie Soleil est en carence, l'activité de la pinéale se ralentit, avec les attitudes psychiques et émotionnelles correspondantes. Les idéaux élevés, relevés avec courage et assurance et portés par une pensée positive, laissent place à la morosité. L'individu carencé n'a plus d'idéal : il devient pusillanime et se décourage. Sa vie est devenue mesquine et étroite. Il est un soleil noir, mangeant ses propres rayons.

Jupiter en carence.

La carence en énergie Jupiter entraîne le chaos : le bon sens élémentaire est perdu de vue ; les aspirations sont dispersées et vaines ; le sujet ne parvient plus à s'organiser. Il se sent écrasé et accablé. Sa vie est un enfer où il sent réprimé. L'hypophyse est démissionnaire et ne contrôle plus la vie hormonale. C'est au contraire la glande qui est commandée par les influx venus de l'extérieur et les métiers latentes.

Vénus en carence.

La carence en énergie Vénus laisse s'échapper le sens artistique, les sentiments enjoués, la gaité, le dévouement et l'amour. Ne se manifestent plus que l'insensibilité artistique, la crispation et la pauvreté de sentiment. Le sujet se sent anxieux et vulnérable. Il devient paranoïaque. La thyroïde est déréglée. La thyroïde ne joue plus son rôle. Le navire du corps est en perdition.

On constate le constate chez les gays atteints du SIDA. Ils sont réputés avoir le sens artistique, être enjoués, dévoués et amants. Le virus les rend gris, sans joie, centrés sur leur maladie et plus capable d'aimer par peur de contaminer ou de mourir. Le pari des contaminants est gagné : enlever son âme à cette communauté.

Saturne en carence.

Le déficit est énergie Saturne voit disparaitre la capacité de jugement, la fidélité aux principes et la facilité à s'intérioriser. S'imposent désormais le manque de sens critique, la dépendance et le laisser-aller, qui poussent le sujet à s'enfermer et s'isoler. Le thymus finit par se dessécher et disparaître, comme « l'enfant intérieur ». Les perceptions de l'existence sont étroites, la tristesse s'est imposée comme une réalité implacable.

Mercure en carence.

L'énergie Mercure se manifeste par l'intelligence, l'intérêt pour la vie, la mobilité et le don de médiation. En carence, c'est la peur et l'impuissance qui s'imposent. Le manque d'intérêt pour le présent entretient des contacts pauvres et maladresse l'emporte dans les relations. La vitalité quitte les surrénales et le sujet s'enferme dans le sentimentalisme.

L'ensemble foi / pancréas est dynamisé par l'énergie de Mars. Elle produit un mental tourné vers les choses pratiques, fougueux, capable d'une grande force de décision et d'action. En carence, c'est l'insignifiance qui domine désormais. L'ignorance devant un mode de fonctionnement, l'angoisse, la couardise et la passivité conduisent à ce que plus aucune décision ne soit prise.

Dans cet état, apparaissent les intoxications, soit volontaires par l'alcool, soit par un dysfonctionnement des organes de l'élimination comme les reins et le foi.

Lune en carence.

Au final, l'énergie lunaire est atteinte. Le sens de la nature et la sollicitude nous rendant capables de nous soigner et soigner sont perdus. La vie artificielle s'impose avec son insensibilité, son manque d'instincts sains et sa paresse. Tout est stérile dans un monde devenu aride. C'est la prison émotionnelle.

Tableau 10. Sept énergies astrales en carence.

Energie primaire	Glande Elément Agrégat	Manque de vitalité	Distorsion
1. Soleil	Pinéale - -	Morosité, absence d'idéal, pusillanimité, découragement	Soumission aveugle
2. Jupiter	Hypophyse Espace Conscience discriminante	Manque de bon sens, d'aspiration et d'organisation	Ecrasement, accablement
3. Vénus	Thyroïde Air Moteurs existentiels	Insensibilité artistique, crispation, pauvreté de sentiment	Anxiété, vulnérabilité, paranoïa
4. Saturne	Thymus Feu Perception	Manque de sens critique, dépendance, laisser-aller	Isolement, solitude
5. Mercure	Surrénales Eau Forme	Manque d'intérêt pour le présent, contacts pauvres, maladresse	Peur, impuissance
6. Mars	Foi Pancréas Terre Sensation	Ignorance, angoisse, couardise, passivité, manque de décision	Insignifiance
7. Lune	Ovaires / Testicules - -	Insensibilité, manque d'instincts sains, paresse	Stérilité

Chapitre 5. Les manifestations en excès.

En excès, les sept énergies vont alimenter la manifestation d'autant de séries d'émotions perturbatrices. Je passe un peu rapidement certains points et développe d'avantage d'autres dans la mesure où le tableau 11 est explicite et la mécanique est acquise par le lecteur.

Il est évident qu'il faudra apprendre tous les tableaux par choeur, tant ceux des cinq Eléments que ceux des sept énergies.

S'y ajoutent pour les étudiants avancés les neuf types d'égo et les douze mentors spirituels. Ils ont ainsi une vue d'ensemble de la psychologie humaine, à laquelle répond la vie cosmique, terrestre et céleste, des Eléments, des luminaires, des astres et des constellations zodiacales et zénithales. Dans ce cadre, tout phénomène psychique peut être analysé.

Voyons les distorsions en excès maintenant.

Energie primaire	Glande Elément Agrégat	Excès de vitalité	Distorsion
1. Soleil	Pinéale - -	Confiance aveugle, aplomb	Tyrannie
2. Jupiter	Hypophyse Espace Conscience discriminante	Ambition, folie des grandeurs, hyper-organisation	Etatisme Bureaucratie
3. Vénus	Thyroïde Air Moteurs existentiels	Enthousiasme exagéré, recherche du plaisir, rêveries	Spiritualisme
4. Saturne	Thymus Feu Perception	Mental trop critique, orgueil, rigidité sur des principes	Karmisme
5. Mercure	Surrénales Eau Forme	Instabilité, tromperie, curiosité malsaine, âpreté au gain	Mysticisme Occultisme
6. Mars	Foi Pancréas Terre Sensation	Agitation, témérité, irascibilité, agressivité, querelles	Bellicisme
7. Lune	Ovaires / Testicules - -	Débauche, ivrognerie, tout pour le bien-être	Matérialisme

Tableau 11. Sept énergies astrales en excès.

Soleil en excès.

L'énergie solaire en excès génère une confiance aveugle et l'affirmation des pires inepties, avec en plus un aplomb incroyable. On retrouve cette caractéristique chez les grands leaders charismatiques.

Les oeuvres de Hitler et Mao, à savoir « Mein Kampf » et « Le petit livre rouge de la Révolution chinoise », sont des tissus d'imbécillités, d'approximations scientifiques, d'affirmations grandiloquentes et de propos de petite sagesse des paysans.

La marque d'automobiles américaine Ford a offert le livre du dictateur allemand à tous ses employés pendant prés de douze ans. Des millions de Chinois ont répété ou appris à lire et écrire sur les aphorismes de Mao.

Les inepties de ces ouvrages valent non seulement pour la Corée du nord, mais pour les USA. Les productions du Council on Foreign Relations ou du Club de Bilderberg laissent pantois sur leur vacuité, contribuant de l'expression d'une énergie solaire pervertie par l'excès.

Ces ouvrages relèvent tous de « l'illuminisme », une doctrine inventée par l'évêque chrétien Mani, qui constitue une sorte de Soleil inversé, mangeant ses propres rayons. Je renvoie à mon ouvrage « La franc-maçonnerie et la nostalgie de l'empire » sur ce point.

Les conceptions manichéennes ont été reprises dans le hassidisme (spiritualisme juif) au XVIIe siècle, puis le maçonnisme d'Adam Weishaupt au XVIIIe siècle. Conjugués, ces deux courants fondèrent le monde moderne et anéantirent ce qui restait de la civilisation judéo-chrétienne du moyen-âge.

Le manichéisme est historiquement un courant de pensée attribué à l'évêque Mani, un perse du IIIe siècle. Il a été protégé et financé par le roi perse Shapur 1er, qui y voyait un moyen de renforcer son autorité et son pouvoir face à Rome et l'Inde. Le manichéisme a été conçu comme une synthèse du zoroastrisme perse, du bouddhisme hindou et du christianisme (oriental).

La doctrine s'est diffusée d'ouest en est, jusqu'en Chine où elles été vue comme une forme de bouddhisme hétérodoxe. Le manichéisme est surtout connue en Europe au travers des réfutations de saint Augustin, qui en fut initialement sectateur avant d'abjurer.

Cette religion syncrétique fut décrétée hérétique en 297 en occident. Les Ouïgours, des cousins génétiques de nos pseudo-juifs ashkénazes - en réalité des Khazars parents des Huns - se convertirent massivement au manichéisme au VIIIe siècle. Jusque vers l'an 1.000, il s'épanouit en Mongolie et finit par entrer en Chine, où il produisit une guerre civile. Cette propension a une cause, inhérente à cette pseudo-religion.

La doctrine manichéenne est dualiste. Elle oppose un principe du mal à un principe du bien, irréductibles. Les deux apparaissent simultanément dans le processus cosmogonique. Mani place ainsi en face à face satan, le dieu des ténèbres, et Adonaï, le dieu de la lumière.

Leur relation s'articule en trois temps distincts:
1. Lors de l'époque antérieure, la division est totale et les deux mondes co-existent sans rapport.
2. Vient une période de mélange où l'humanité apparait et se place au coeur de luttes entre les deux pôles du bien et du mal.
3. Enfin, dans le temps postérieur, les âmes humaines reposent dans la lumière en un seul corps et un seul esprit éternel.

Cette division temporelle et spatiale engendre plusieurs conséquences:
1. L'homme est vu comme un binaire irréductible, composé d'un corps mortel de ténèbres et d'un esprit immortel de lumière, dont la combinaison produit son âme.
2. L'homme entretient un contact avec Dieu comme satan, ce qui revient à satisfaire les deux dieux d'un pied d'égalité pur pouvoir se développer et exister.
3. Toutefois, par le détachement des choses matérielles (vues comme mauvaises) et notamment de la sensualité (vue comme dangereuse), l'homme peut se préparer à la vie éternelle dans la lumière. S'il n'y

parvient pas, son âme se réincarnera en emportant avec elle ses mémoires.

L'hérésie est donc quintuple du point de vue chrétien, hindou et bouddhiste : 1. attribuer la création à aucune cause mais 2. poser l'apparition de deux dieux immémoriaux, 3. rendre un culte à satan pour les choses matérielles, 4. faire de la lumière préternaturelle une fin et 5. faire croire à une réincarnation d'âmes éternelles. On se demande où Mani est allé pêcher tout cela et comment une telle doctrine a pu avoir un tel succès!

Le manichéisme chinois ou Míngjiào (明教), l'école de la lumière, fut élaboré sur cette base en Chine au VIe siècle, initialement le long des routes commerciales et les ports de commerce. La doctrine rencontre à son origine une certaine hostilité. Au VIIIe siècle, sa pratique est autorisée pour les étrangers. Au IXe siècle, elle est interdite. Sous la **dynastie Yuan** l'interdiction est levée et la secte triomphe avec l'échec des Mongols, la guerre civile et l'arrivée au pouvoir de la dynastie des Ming, qui le pratique. L'empereur fait pourtant interdire de nouveau le culte.

Au fil des transmissions, la doctrine du manichéisme s'est en effet beaucoup modifiée, s'est mêlée avec des concepts ésotériques du taoïsme et prône désormais la destruction des structures sociales traditionnelles. Le monde est corrompu, il faut le détruire pour accueillir le royaume de la lumière, celui de la troisième période. Pour cela, il faut éliminer l'empereur, le clergé et la noblesse, pour créer une communauté authentiquement spirituelle et l'amener à la mort, soit par une intégration dans la lumière soit pour une meilleure réincarnation.

Cette idée s'est transmise par la suite au Japon, où comme en Chine elle a pris parfois la couverture du culte du bouddha guérisseur Maitreya. Ce dernier devait se manifester cinq siècles après la mort de Sakyamouni, pour énoncer une doctrine de salut universel et constituer une assemblée de fidèles promis à la vie éternelle dans une terre pure de lumière. Jésus pouvait être ce bouddha, mais l'idée n'a pas séduit les milieux monastiques du bouddhisme et la venue de Maitreya a été reportée aux calendes grecques.

Le danger du manichéisme est que son propos pouvait être l'objet d'aversion doctrinales encore plus dangereuses. Certains sectateurs en sont donc venus à rendre un culte uniquement à satan, notamment pour en tirer des bénéfices matériels et sensuels en ce monde et sans attendre: ici et maintenant.

La « république universelle » est opposée aux monarchies, qu'elle doit éliminer par le chaos social. Cette république consacre - dans le marxisme, le fascisme (deux formes de socialisme, respectivement international et national) et le sionisme avec son projet gouvernent mondial - l'idée d'une communauté illuminée, vouée à satan, où triomphe la matière sur l'esprit divin d'Adonaï. Le père des peuples soviétique (Staline), le führer des nazis (Hitler) et le fils de la perdition du troisième temple de Jérusalem (l'antéchrist) sont l'incarnation du « sur-homme » manichéen, celui voué à satan et chargé de guider la masse des foules lucifériennes vers la « lumière » (l'énergie préternaturelle) ou la réincarnation (y compris dans de l'intelligence artificielle et des supports de mémoire informatiques).

On a donc en parallèle du monothéisme et de ses hérésies comme le manichéisme, un courant constant de pratiques cultuelles relevant de l'inversion, c'est à dire du satanisme.

Le Reishi de Mohirei Tanaka pourrait bien s'inscrire dans ce schéma, avec son ambition de fabriquer le « nouvel-homme meijiste », voué à la lumière ou la réincarnation de son âme éternelle selon un schéma darwinien. On doit noter au contraire que Mikao Usui (créateur du Reiki) a été honoré officiellement de manifestation du bouddha Maitreya par les religieux de la cour impériale. Ses dons de guérison ont donc été mis dans une perspective proche du christianisme.

A ce titre, le plan décrit par Albert Pike apparait comme un pur produit de ce manichéisme inversé. Il entend utiliser des doctrines orientales falsifiées - comme Mani - pour affaiblir le monothéisme abrahamique orthodoxe, puis orienter les peuples non pas vers Dieu / Adonaï mais vers le culte de Lucifer, sa lumière et la réincarnation.

La contre-révolution américaine des années 70 a connu deux phases assez caractéristiques de cette ambition: un pseudo-orient a été mis en vedette par les Beatles et la génération pacifiste beatnik pour affaiblir les communautés monothéistes traditionnelles. Ensuite, un satanisme déclaré et affiché, prônant la violence, a été promu en réaction dans la génération suivante avec le mouvement heavy metal, notamment via des messages subliminaux diffusés dans les enregistrements des groupes de chanteurs. Au final, le new-age est apparu avec son culte de la lumière et ses histoires de réincarnation. On suit le même schéma que dans le mysticisme marxiste, nazi ou sioniste.

Le père jésuite Jean Paul Réginbald a apporté les preuves de cette opération de déchristianisation puis de promotion du satanisme dans une série d'émissions sur Radio Canada, sur la base des essais de l'ancien agent secret de la marine royale William Guy Carr et du journaliste québécois Serge Monast.

En parallèle, le programme Saqqara a été déployé à partir de Richard Nixon sur l'ordre du Bilderberg Group, un think-tank de la pseudo-élite mondialiste au service du cercle de banquiers de Jekyll island. L'énergie préternaturelle a été remplacée par un flux électromagnétique de surface artificiel, diffusé par le réseau d'antennes GWEN puis de la téléphonie mobile. L'intellect transcendant (via les messagers) et la connaissance du bien et du mal (via les démons et les génies) qui se manifestent dans le domaine préternaturel ont été singés par la mise en résonance de nos propres mémoires et les voix d'opérateurs au service du nouvel ordre social, sous l'effet de la diffusion de microondes et d'infrasons.

Ce programme délirant d'ambiancement et de possession repose sur l'usage par les polices et les armées du monde entier d'armes psychotroniques dirigées vers la population, dans le but d'amener par le chaos social et la confusion des religions à une convergence vers un gouvernement mondial. En parallèle, les gouvernants ont promu les doctrines orientales falsifiées puis le satanisme, dans la mode, les arts, les productions de toutes sortes et la culture en général.

Les médias sont particulièrement coupables de cet endoctrinement des foules et d'avoir tu l'usage d'armes psychotroniques. David Rockefeller, lors de la réunion du Bilderberg Group à Baden-Baden en juin 1991, avoua sa gratitude aux journalistes:

« Nous remercions le Washington Post, le New-York Times, Times Magazine et les autres grandes publications dont les directeurs ont assisté à nos réunions et respecté leurs promesses de discrétion pendant au moins 40 ans... Il aurait été impossible pour nous de développer notre plan mondial s'il avait été l'objet d'une publicité quelconque pendant ces années-là. Mais le monde est vraiment plus sophistiqué et préparé à marcher vers un gouvernement mondial. La souveraineté supranationale d'une élite intellectuelle et de banquiers mondiaux est certainement préférable aux décisions nationales qui se pratiquent depuis des siècles ».

A chaque fois que l'on rencontre une secte orientaliste ou un agent de promotion de l'orientalisme frelaté, on découvre dans son ombre un groupe sataniste, voué aux meurtres rituels, au cannibalisme et à la pédophilie. A chaque fois, on trouve de même en parallèle un service de renseignement occidental en sous main.

La société théosophique n'a pas fait exception. En Inde, le colonel O'Scott, son co-fondateur avec l'agent de renseignement anglais Helena Blavatsky, fut inquiété par la justice pour des attachements sur mineurs d'âge masculins. René Guénon rapporte les faits dans son ouvrage « La théosophie, histoire d'une pseudo-religion », n'hésitant pas à qualifier la société théosophique d'instrument d'un service secret occidental.

Toutefois, cet orientalisme (avec sa pédophilie, son cannibalisme et ses agents secrets) vaut aussi bien pour les sectes à apparence franc-maçonnique, comme l'a mis en lumière le mage kabbaliste allemand Frantz Bardon. On sait qu'elles ont joué un rôle dans l'apparition du nazisme. Ce parti d'illuminés avait bien un dessous pseudo-ésotérique avec la « Société de Thulé » et plus généralement les groupes d'influence liés à Karl Ritter (1779-1859) et ses successeurs, soutenus par la finance. Le professeur allemand d'histoire, de géographie et de science politique fut le principal opposant au marxisme et élabora ce qui allait devenir la doctrine des nazis comme son frère-jumeau, mais sur un autre registre.

La société théosophique a accouché assez caractéristiquement d'une forme mensongère de franc-maçonnerie, dévouée au luciférianisme: le Droit humain d'Alice Bailey. Sa fondation, la Lucifer Trust, dispose d'un local de prière oecuménique au sein du bâtiment de l'ONU, édifié sur un terrain des Rockefeller à New-York.

De même des liens congénitaux du communisme avec certaines sectes satanistes, où il aurait été élaboré. La bibliothèque de Staline est connue pour avoir renfermé le plus grand nombre de recueils d'occultisme et de magie de tous les temps depuis celle d'Alexandrie en Egypte.

De même avec la révolution française qui est un pur produit de l'illuminatiste: elle ne persécuta les loges maçonniques uniquement lorsque ce dernières refusèrent de se dissoudre et leurs membres d'entrer dans les clubs républicains illuminatistes[4].

Le Grand Orient de France estimait l'oeuvre accomplie et donc le besoin pour la franc-maçonnerie illuminatiste de prendre une autre forme extérieure que la loge, désormais obsolète. Avec l'échec de la république, les loges réapparurent et le GOF devint le plus fervent soutien de

---

[4] Voir à ce titre les preuves matérielles de Steve Brastel dans « Louis XVI et francs-maçons, Amazon, Paris, 2018.

l'empereur Napoléon, le pseudo-empereur à vrai dire. Le GOF soutint ensuite la Restauration, puis le second Empire, puis la IIIe et la IVe Républiques et enfin s'assimila au Parti Socialiste sous la Ve république.

Malgré cette politique girouette, la thématique du GOF resta fidèle au manichéisme : l'homme-dieu, petit soleil sur Terre, mangeant ses propres rayons. Le GOF continu l'ambition de Weishaupt : amener l'avènement d'une république universelle, dont le programme est affiché aux Guide Stones de Géorgie, érigés par la Rose+Croix.

L'oeil dans le triangle émanant de lumière est un symbole maçonnique repris dans l'illuminisme à forme maçonnique. Il est caractéristique de Jupiter en excès, auréolé du Soleil mangeant ses propres rayons. Il impose la soumission et la confiance aveugles au programme des illuminés et l'écrasement des nations et des hommes, accablés sous l'aplomb de la république universelle des financiers.

Energie primaire	Glande Elément Agrégat	Energie en excès	Distorsion
1. Soleil	Pinéale - -	Confiance aveugle, aplomb	Tyrannie
2. Jupiter	Hypophyse Espace Conscience discriminante	Ambition, folie des grandeurs, hyper-organisation	Etatisme Bureaucratie

Jupiter en excès.

L'énergie jupitérienne excédentaire alimente une ambition digne de la folie des grandeurs, avec son lot de stratégies complexes de prise de pouvoir et de planification. On nage en plein délire comme celui du « gouvernement mondial » des Illuminés, planifié depuis des siècles par le mensonge, le vol et le crime, avec une horreur et une cruauté sans nom dans son exécution.

Je rapporte à la suite le délirant programme de l'aéroport de Denver dans le Colorado et des Guide Stones de Géorgie. Ce projet est caractéristique d'un Jupiter en excès, devenu complètement tyrannique et dans la suite du programme nucléaire, imitant les effets du Soleil.

Dans les années 50, les Etats-Unis ont craint une attaque soviétique sur le monde « libre », c'est à dire esclave de la finance anglo-saxonne et de son projet messianique, et non sous tyrannie marxiste. La raison en est simple.

Comme l'explique William Guy Car dans « Des pions sur l'échiquier[5] », Staline avait émancipé l'URSS de Wall-Street, qui avait financé le coup d'Etat bolchévique. Staline avait ensuite mené une politique de libération nationale des

---

[5] William Guy Car, Pawns in the Game, traduit en français par Des pions sur l'échiquier, LENCULUS, Paris, 2010 à https://www.amazon.fr/pions-sur-léchiquier-William-Carr/dp/2845191197/ref=sr_1_2?ie=UTF8&qid=1536402381&sr=8-2&keywords=des+pions+sur+l%27échiquier

peuples sous la bannière du marxisme sur toute la planète. Evidemment, il s'agissait plutôt de quitter une servitude (celle du monétarisme) pour une autre (celle de la dictature marxiste).

Le cas du Nicaragua est assez caractéristique de cet effet de chute de Charybde en Scylla. Pour les masses du XXe siècle, le choix était restreint : soit le goulag de la Sibérie, soit le ghetto, depuis que tonton Adolf avait fermé boutique et camps. Les classes moyennes de l'idéal socialiste et de l'American Way of Life permettaient de maintenir l'espoir chez le citoyen moyen. De chaque côté du mur, la frontière rassurait.

La « middle class », capitaliste ou soviétique, n'adhérait pas activement au système, mais mollement et passivement. Elle en craignait les excès et elle tolère par nature le système tant que sa contrainte n'est pas excessive. Pour elle, peu importe qu'une caste d'apparatchiks ou de super-capitalistes profite à mort du système (les 1%), ou que des gens meurent dans les goulags ou dans les ghettos. La classe moyenne entend se maintenir au milieu, essentiellement pour survivre et avec le moins de contraintes possibles.

La classe moyenne trouve son compte dans tous les systèmes, car elle est un mode de survie. C'est l'univers du mouton blanc : ni loup dirigeant le système, ni mouton noir cherchant à le contester. La classe moyenne tolère de se faire tondre et de laisser modérément ses enfants à la boucherie. Lorsque le système s'attaque trop à elle, la situation a toutes les chances de lui échapper.

Les populations ont été incitées dans les années 50 donc à constituer des abris pour se protéger de la menace atomique soviétique. Les mesures prises dans les écoles et les lieux publics nous apparaissent de nos jours ridicules, car nous en savons plus sur l'effet des radiations atomiques. On invitait notamment les enfants à se réfugier sous les tables. Pathétique.

La paranoïa fut à son comble sous la présidence de l'acteur Ronald Reagan, avec son projet de « guerre des étoiles ». L'échec en Afghanistan avait fait douter la classe moyenne russe des capacités opérationnelles de l'Armée rouge. La course au nucléaire avait fortement endetté l'URSS, dont les bailleurs de fonds étaient à Wall-Street, Luxembourg et la City de Londres.

La catastrophe de Tchernobyl finit de ruiner l'URSS et la classe moyenne fut saisie de doutes sur la viabilité de son système économique. En crise idéologique, le Parti Communiste fut évincé et le KGB prit le contrôle de l'empire. Il s'écroula comme une vieille dame fatiguée, le consensus s'étant imposé qu'il fallait désormais passer à autre chose.

Après la chute du mur de Berlin, les abris ont été oubliés et cette filière économique a disparu partout dans le monde. Elle a refait jour avant 2012 et par pics, notamment avec l'ampleur croissante du mouvement « survivaliste » américain.

Inspiré par les Mormons, ce dernier prophétise une période de dépravation des valeurs fondamentales de la République des Etats-Unis, puis leur retour depuis les Rocheuses à l'occasion de catastrophes naturelles frappant l'Amérique.

Pour autant, le gouvernement américain n'a jamais cessé de construire des abris dans les montagnes et sous les grands villes. L'aéroport international de Denver (AID), dans l'Etat du Colorado des Etats-Unis, a surpris par l'ampleur des masses de roches qu'il a déplacé. L'iconographie adoptée pour la décoration de l'aéroport laisse pour le moins perplexe les observateurs.

En effet, il annonce une catastrophe globale de deux natures :

1. une écologique avec des villes et des forêts en feu ; et

2. une militaire, avec un soldat de l'armée rouge, mitraillette au bras, frappant d'une sabre ensanglanté la colombe de la paix.

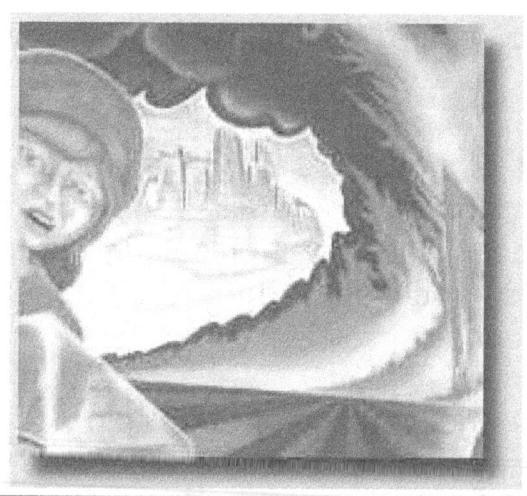

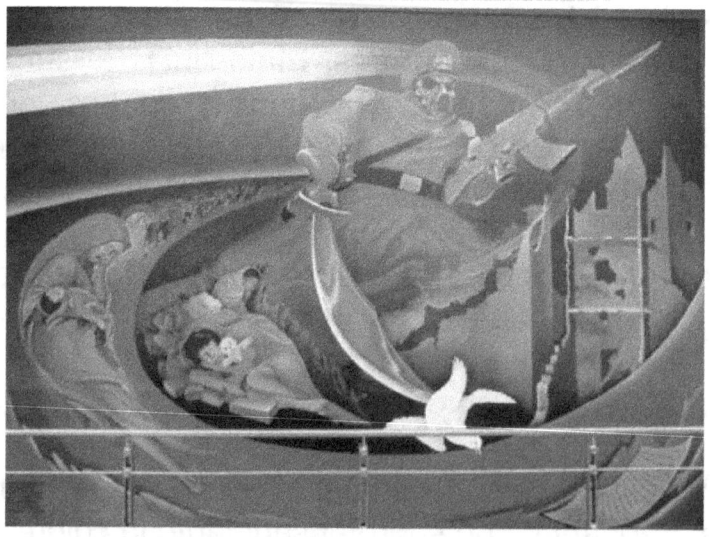

Images www.nouvelordremondial.cc
https://www.nouvelordremondial.cc/2011/01/09/laeroport-international-de-denver/

L'iconographie de l'AID annonce le pire : la disparition des populations européennes par le gaz, avec une fresque représentant des enfants de l'hémisphère sud vivants et un petit enfant de type « aryen » dans un cercueil. Sous les corps des enfants gazés, le peintre a repris le texte d'une lettre de Hama Herchenberg, 14 ans, morte le 18 Décembre 1943 dans le camp de Concentration d'Auschwitz. On est on ne peut plus explicite.

Images www.nouvelordremondial.cc
https://www.nouvelordremondial.cc/2011/01/09/laeroport-international-de-denver/

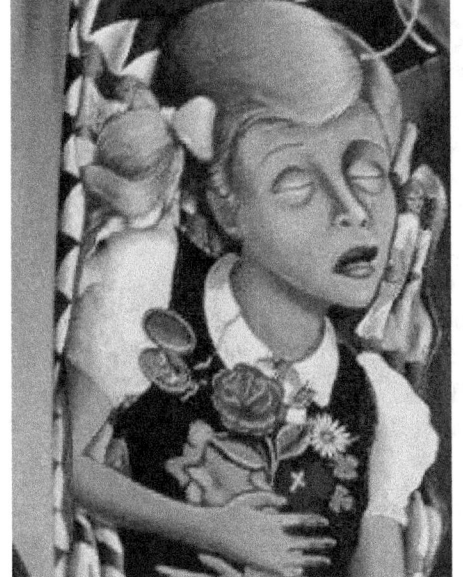

L'enfant chrétien aryen gazé[6] et la lettre de Herchenberg

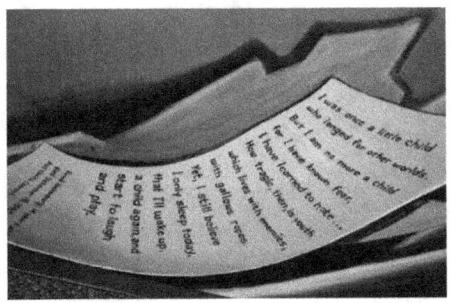

---

[6] La montre cassée de l'enfant indique que son temps est désormais échu. Le petit blanc a dominé puis a disparu, rattrapé par ses crimes : la colonisation et la destruction environnementale. Il emporte avec lui son hérésie : le christianisme, symbolisé par une bible à la croix.

Les deux autres morts incarnent les civilisations disparues en Amérique du sud et en Afrique noire, sous le joug colonial. Pas de doute, on est en contexte sioniste et messianique, où l'occident est accusé de ses crimes.

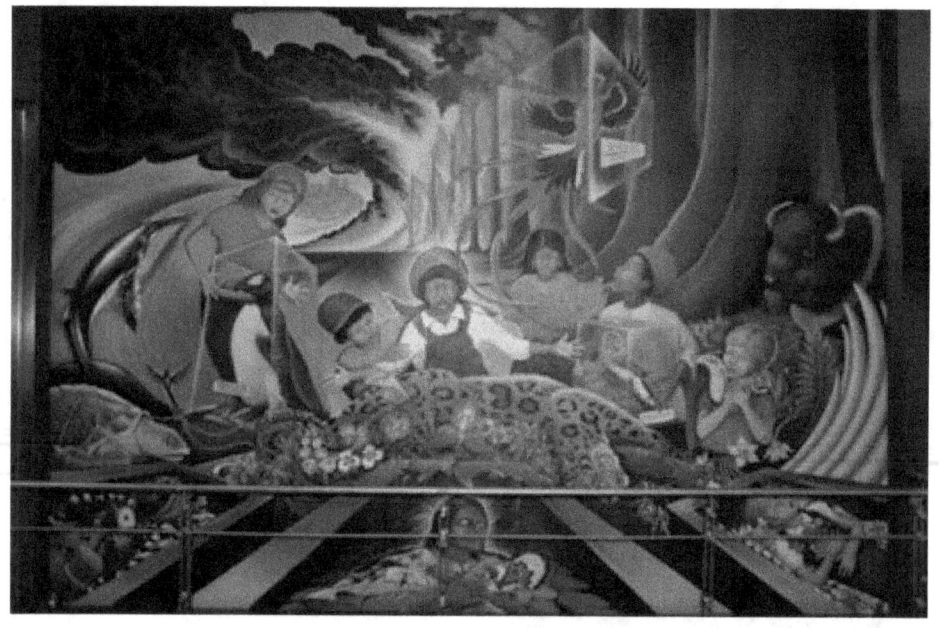

Les enfants de l'hémisphère sud sont sauvés,
le petit blanc « aryen[7] » dans un cercueil
Image www.nouvelordremondial.cc
https://www.nouvelordremondial.cc/2011/01/09/laeroport-international-de-denver/

---

[7] Le « petit blanc » incarne dans l'imaginaire sioniste le saint-Empire romain germanique, le successeur de l'empire ayant détruit le temple de Jérusalem. On remarque que sa mort est mise en rapport avec le massacre des bisons et des éléphants à droite, et celles d'espèces animales placées dans des cubes de glace : un pingouin, des oiseaux tropicaux. La mort du romain / du germanique est saluée comme la condition nécessaire à la survie des peuples natifs et des Européens de sexe féminin. Dans la règle talmudiste, le judaïsme se transmet par les femmes. On remarque encore dans le fond, l'incendie prend la forme de la façade ouest du saint-Empire, avec la France, le sud de l'Angleterre et l'Allemagne. C'est moins net et on ne peut en conclure à une allusion consciente de l'auteur. On a donc une charge symbolique nettement sioniste, anti-européenne et anti-américaine. Elle pointe évidemment vers les illuminés de la finance.

Cette prophétie en image rappelle beaucoup les visions du voyant Alois Irlmaier[8] à propos de la troisième guerre mondiale. Le célèbre sourcier allemand a annoncé un conflit final impliquant pour une troisième fois la Russie et l'Allemagne. Après l'assassinat d'un homme politique dans les Balkans, la guerre au nord s'accompagnerait au sud d'une guerre civile dans les pays latins confrontés aux vagues de migrants. Suivrait une réponse américaine terrible : le gazage de toute l'Europe avec une sorte de napalm de couleur jaune. L'exfoliant ne s'attaquerait pas qu'aux végétaux, comme au Vietnam, mais à l'hydrate de carbone, dont il provoquerait la dissolution. Tout être biologique serait atteint.

Alois Irlmaier indique que suite à l'explosion d'une de leurs bombes nucléaires inédites sur Londres, les Russes provoqueraient un mouvement de la plaque tectonique européenne. Elle produirait des tsunamis sur la côte Est des Etats-Unis et l'Europe, puis un déchirement de l'écorce terrestre. Le Japon serait englouti, Israël et la Californie deviendraient des îles et les USA seraient partagés en trois zones, séparées par des mers.

La Chine ne serait pas épargnée : après avoir tenté d'envahir l'Amérique du nord par le Canada, elle serait

---

8 Claude d'Elendil, « De Nostradamus a Alois Irlmaier, Domus », Paris, 2016 et http://lepetitrapporteurdunet.unblog.fr/2015/03/17/les-propheties-dalois-irlmaier-et-la-3eme-guerre-mondiale-ce-precise/

mise en déroute par une détermination fanatiques des USA. Puis en proie à la guerre civile, elles serait frappée par des catastrophes naturelles : séismes et tsunamis.

Les oeuvres de Leo Tanguma à l'AID étaient supposées représenter la paix, l'harmonie et la nature en quatre fresques sur autant de murs. Il en fut tout autrement. Tanguma nia avoir une responsabilité dans le choix des thèmes. Le peintre affirma avoir reçu les scénarios précis pour chacune des fresques des commanditaires et les avoir suivis à la lettre. Il se rétracta ensuite. Tanguma fut payé 100.000 USD pour la première fresque mais ne souhaita pas communiquer sur la valeur des trois autres.

L'AID posait déjà question en lui-même, ces fresques ont ajouté à la polémique sur le coût exorbitant de l'infrastructure. En effet, 100 millions de mètres cube de terre ont été déplacés. Ce chiffre colossal pour un aéroport généra des suspicions, notamment que la construction s'étendrait sous terre pour former des abris. Il est vrai que 8.530 kilomètres de fibres optiques ont été installées pour les réseaux de communication… à comparer au 4.830 kilomètres d'une côte à l'autre des Etats-Unis.

L'ampleur des installations souterraines aux Etats-Unis est généralement assez inquiétante pour ne pas s'interroger sur sa finalité. L'est également l'implantation des camps de la FEMA destinés à accueillir les populations contaminées en cas de pandémie mondiale d'un quelconque virus. Partie d'un camp de soldats américains où on testait des vaccins, on se souvient que la grippe de 1919 tua plus de civils que les deux guerres mondiales.

Le gouvernement du président Barak Obama avait du s'expliquer publiquement sur l'existence de ces camps, équipés de guillotines, de fours crématoires et de machines à lyophiliser. Certains craignent que ces camps puissent être détournés de leur fonction officielle pour être transformés en camp de concentration et d'extermination, voire de production de protéine humaine en poudre.

On pourrait y détenir des opposants politiques américains mais aussi des juifs au cas où la Russie provoquerait l'exode des Israéliens vers les USA. Les appareils de lyophilisation serviraient alors à transformer les cadavres humains en poudre de protéines, destinée à l'alimentation[9]. Quel effroi!

Cette accusation a été renforcée par l'obligation fédérale de ne plus enterrer les morts dans la terre ou des cercueils mais des caisses en plastique. Des centaines de milliers d'exemplaires, voire des millions, d'une contenance de quatre à douze places, ont été produits et entassés dans

---

[9] Un site internet fait la comparaison entre les versions de la presse, des sites anti-conspiration et les informations officielles sous le titre « Les camps FEMA existent-ils réellement? » à https://lesmoutonsenrages.fr/2015/08/27/les-camps-fema-existent-ils-reellement/

des sites de stockage privés sous contrat et fédéraux[10] à à à travers tout le territoire. Y compris prés des prisons et des camps de la FEMA[11]. La capacité des caisses et leur lieu de stockage posent question.

La paranoïa du public a atteint son comble lorsque des trains entiers ont été aperçus sillonnant l'Amérique-du-nord avec des matériels factices en carton[12]. D'un autre côté, de nombreux témoins avaient filmé des sites où étaient entreposés des milliers de véhicules, véhicules ensuite disparus dans des tunnels d'accès à des installations souterraines. Ce fut notamment le cas de l'aéroport de Houston, au Texas, et de Phoenix en Arizona.

Cette ambiance est troublante et pose bien des questions. D'autres faits sont également indicateurs d'une ambition globale, raccordant tous ces éléments entre eux en un scénario.

---

[10] Alter Info, « USA - Un demi million de cercueils en plastique? » à http://www.alterinfo.net/USA-Un-demi-million-de-cercueils-en-plastique_a22838.html et preuves à https://www.youtube.com/watch?v=m3zSDdm-SHI

[11] Par exemple : https://www.youtube.com/watch?v=gvpB_LN-r2o

[12] Les vidéos ne restent pas longtemps en ligne. Voir par exemple : https://www.youtube.com/watch?v=9WMP7oBhoPQ

1. Des biologistes de haut niveau ont été éliminés partout dans le monde depuis dix ans. Leur point commun? Ils travaillaient tous sur des virus à ciblage ethnique.

2. Le passage du météore Apophis n'a été annoncé au public que seulement deux jours après qu'il a failli entrer en collision avec la Terre en 2013… et il repassera deux fois dans les prochaines années.

3. La littérature de science fiction de la première partie du XXe siècle interroge sur l'élaboration ancienne d'un scénario de prise de pouvoir par le groupe de Jekyll Island, au moment où était créée la Réserve Fédérale. Les auteurs auraient puisé des idées dans l'air du temps… ou le scénario messianique aurait tout simplement « fuité ».

4. Les prophéties de plusieurs traditions convergent pour un scénario de « grand abattage » de l'humanité, sur fond de désastres écologiques et de catastrophes naturelles.

Le pape François avait suggéré en 2017 de lire un roman début du XXe siècle, où l'auteur décrivait le réchauffement climatique au CO_2 comme une arnaque de banquiers, dans le but d'escroquer l'humanité et empêcher la montée industrielle du tiers-monde[13]. Il y voyait matière à réflexion.

----

[13] Chrysipe, L'Improbateur : l'escroquerie du réchauffement climatique, à https://minurne.org/billets/14578

George Orwell a suggéré dans son roman « 1984 » l'avènement d'un réseau de surveillance de la police jusqu'au sein des domiciles des citoyens. En parallèle, le système socialiste anglais (ENGSOC), avait fabriqué deux figures : Big Brother, le père du peuple, et Emmanuel Goldstein, le faux résistant, avec sa fausse littérature et ses faux agents infiltrés. En vérité aucun des deux n'existaient mais étaient des instruments pour contrôler la fidélité des classes moyennes et piéger les opposants.

Cette description laisse parfois face à l'usage répressif qui est fait d'internet par les milieux du renseignement. De même depuis que l'on a appris que l'islamisme afghan était une création de la CIA et que les vidéos de DAESH avaient été financés par la CIA et réalisées à Hollywood. Le terrorisme islamique apparait de plus en plus pour ce qu'il est : une opération occidentale de fabrication de sa propre opposition, dans le but de la contrôler et de la défaire[14]. Une question se pose alors : pourquoi les bandits du bancaire ont t-ils à ce point peur de l'islam ? Menace t-il leurs intérêts avec sa charia interdisant l'usure, le mensonge et l'hypnose ? Son prophétisme est t-il gênant ?

---

[14] Le Figaro du 04/10/2016, Guillaume Descours, États-Unis : le Pentagone a déboursé des millions de dollars pour de fausses vidéos djihadistes, http://www.lefigaro.fr/international/2016/10/04/01003-20161004ARTFIG00094-etats-unis-le-pentagone-a-debourse-des-millions-de-dollars-pour-de-fausses-videos-djihadistes.php

Les maîtres des Etats-Unis préparent t-ils le pire des mondes décrit en 1895 dans le roman de H. G. Wells « La machine à explorer le temps[15] », auquel seul l'islam pourrait s'opposer et réussir ? Porté brillamment à l'écran en 1960 par George Pal et 2002 par Simon Wells (petit fils de l'auteur), le récit met en scène un scientifique inventif, auteur d'une machine à voyager dans le temps. Le savant atteint l'an 802.701, une époque où après un cataclysme nucléaire, la Terre est habitée par les Éloïs, de gentils descendants des hommes actuels. Ils sont devenus doux, simplets et asexués, passant leur existence à se divertir dans une nature généreuse et les ruines des bâtiments d'une civilisation.

L'explorateur réalise vite que derrière ce bonheur apparent se cache un drame. Des entrées menant à des habitats souterrains lui permettent de découvrir une race horrible de mutants : les Morlocks, des humanoïdes simiesques aux yeux rouges, ne tolérant plus la lumière à force de vivre dans le ventre de la Terre. Grâce à un système technique d'hypnose, ils parviennent à attirer des Éloïs pour en faire leur nourriture.

Dans le scénario du film de 2002, servi brillamment par les techniques de l'imagerie numérique, on constate que trois races sont en réalité présentes :

---

[15] Voir l'article de Wikipedia à https://fr.wikipedia.org/wiki/La_Machine_à_explorer_le_temps

- des dirigeants cyniques au cerveau doté de capacités hypnotiques et de capacités à lire et contrôler les pensées et les émotions d'autrui ;

- des chasseurs, à la fois policiers et militaires, transformés en bêtes sanguinaires, presque plus humains et tels des croisements de chiens et de félins ;

- les doux Éloïs, résignés à servir de garde-manger et dont les moins dociles sont immédiatement éliminés.

A l'heure où les camps de la FEMA aux USA se multiplient, avec leurs guillotines et leurs machines à lyophiliser les protéines humaines. A l'heure où envisage aux Etats-Unis de se terrer sous terre dans des bases de survie en cas d'épidémie et de liquider 70 à 100 millions d'opposants. A l'heure où les Guide Stones[16] de Géorgie prophétisent de passer de 7 milliards d'individus à 500 millions.

A l'heure où on construit dans tous les pays des refuges souterrains en cas de catastrophe d'ampleur mondiale, naturelle ou artificiellement générée, où entasser le bétail humain recensé comme utile.

---

[16] Voir l'article de Wikipedia à https://fr.wikipedia.org/wiki/Georgia Guidestones et leur description complète par Brujitafr, Sites Sinistres: Les Georgia Guidestones à http://www.brujitafr.fr/article-sites-sinistres-les-georgia-guidestones-74457992.html

A l'heure où on nous dit - comme l'infâme George Bush[17] - que l'apparition d'extraterrestres menaçants serait une bonne idée pour refonder les religions et les mythes en un culte mondial unique et artificiel au service d'une humanité unie sous l'égide d'un « nouvel ordre social ».

A l'heure de la puce RFID[18] et de l'idée d'une monnaie électronique mondiale[19], alimentant un revenu universel pour des hommes rendus inutiles par les robots.

A cette heure, les oeuvres de George Orwell, d'Adous Huxley et Herbert George Wells sonnent terriblement comme des mises en garde, restées sans réaction.

Je laisserai le mot de la fin à Albert Pike et George Bush, auxquels je vais donner exceptionnellement raison. Les deux sociopathes écrivaient dans un éclair de lucidité :
        « Our plot will be revealed, the nations will turn against us with a spirit of revenge and our dominion over it

---

[17] Historique des déclarations du président américain sur les OVNI : George Bush Sénior réalise une étonnante déclaration sur les ovnis et extraterrestres à http://ovnis-direct.com/george-bush-pere-realise-une-etonnante-declaration-sur-les-ovnis-4784.html

[18] Uzbek et Rika, « Biométrie, puces RFID : l'inquiétant futur de l'identification » à https://usbeketrica.com/article/biometrie-puces-rfid-futur-identification

[19] Jean Luc Matthys, « Une nouvelle monnaie mondiale en 2018 » à https://investisseurpro.com/une-nouvelle-monnaie-mondiale-en-2018/

will never be realized[20] » / « Notre conspiration sera révélée, les nations se retourneront contre nous avec un esprit de revanche et notre domination sur eux ne se réalisera jamais ».

« If the American people ever find out what we have done, they would chase us down the street and lynch us[21] » / « Si le peuple avait une idée quelconque de ce que nous avons fait, il nous trainerait dehors dans les rues et nous lyncherait ».

Chiche? Et qui les protégera? La masse enrôlée dans la police et l'armée est une concentration de tous les exclus et déchus de la modernité, rendus à se vendre là et conditionnés à mourir inutilement pour elle.

De loyaux policiers et militaires américains se sont déjà exprimés et certains ont fait échouer une première conspiration. Le général américain du corps des marines, Smedley Darlington Butler, dans son autobiographie publiée en 1935, a vendu la mèche sur le tard, devenant un ardent pacifiste, et fut même entendu par la Chambre

---

[20] https://www.biblebelievers.org.au/masonic3.htm

[21] https://meagainstiniquity.wordpress.com/2015/01/01/george-herbert-walker-bush-sarah-if-the-american-people-ever-find-out-what-we-have-done-they-would-chase-us-down-the-street-and-lynch-us-that-is-a-famous-1992-quote-by-george-herbert-walker/ Souce: Robert Morrow. "Jeb Bush, Oliver North and the Murder of CIA Drug Smuggler Barry Seal in 1986." Daily Kos. May 13, 2013. http://www.dailykos.com/story/2013/04/03/1199001/-Jeb-Bush-Oliver-North-and-the-Murder-of-CIA-Drug-Smuggler-Barry-Seal-in-1986.

américaine des représentants lors d'une enquête parlementaire :

« J'ai passé trente-trois ans et quatre mois en service actif au sein de la force militaire la plus mobile de notre pays : le corps des marines. J'ai occupé tous les grades d'officier, de sous-lieutenant à général de division, et, durant cette période, j'ai consacré le plus clair de mon temps à servir le grand capital, Wall Street et les banquiers, comme homme de main de haut vol. En bref, j'ai été un racketteur à la solde du capitalisme. C'est ainsi que j'ai contribué, en 1914, à faire du Mexique, et spécialement de Tampico, un lieu sûr pour les intérêts pétroliers américains. J'ai aidé Haïti et Cuba à devenir des endroits suffisamment respectables pour que les hommes de la National City Bank viennent y gagner de l'argent. En 1909-1912, au Nicaragua, j'ai participé à l'épuration au profit de la banque internationale Brown Brothers. En 1916, j'ai apporté la lumière à la République dominicaine pour le compte des intérêts sucriers américains. En 1913, j'ai fait en sorte que le Honduras soit mûr pour accueillir les compagnies fruitières des États-Unis. En Chine, en 1927, j'ai veillé à ce que la Standard Oil puisse vaquer à ses activités sans être inquiétée. Pendant toutes ces années, comme l'auraient dit les hommes attablés dans l'arrière-salle, les affaires ont superbement marché pour moi. J'ai été récompensé par des honneurs, des décorations, des promotions. Quand je regarde en arrière, j'ai le sentiment que j'aurais pu rendre quelques points à Al Capone. Au mieux, il ne pouvait pratiquer son racket que sur trois arrondissements de la ville, alors que nous, les marines, opérions sur trois continents[22]. »

Wikipedia l'évoque en ces termes:
« Smedley Butler était désigné pour mener une armée de 500.000 hommes et assassiner Franklin Delano Roosevelt afin d'installer un État fasciste aux États-Unis. Il refusa ce rôle et dénonça le complot au grand jour. Selon ses dires, les instigateurs du complot étaient des gens de Wall Street dont la famille Dumont, des magnats de la sidérurgie américaino comme Standard Oil, General Motors, la Chase National Bank, Goodyear, ainsi que Prescott Bush. Malgré sa déposition qui ne fut en partie pas mise en doute par la Chambre des représentants, celle-ci refusa de poursuivre les conspirateurs. Quant aux médias, ils furent partagés sur l'affaire. L'affaire est plus connue sous le terme Business Plot[23] ».

Etonnant, non? Je ne demande pas d'être cru. Je souhaite que les lecteurs considèrent les preuves factuelles. Une fois cette démarche de base accomplie, on peut chercher une raison logique et une interprétation, notamment dans les textes sacrés.

---

[22] Smedley Darlington Butler, War is a Racket : An Autobiography, Round Table Press, New York, 1935

[23] Wikipedia: Smedley Butler, https://fr.wikipedia.org/wiki/Smedley_Butler

Par exemple, le coran annonce qu'avant le jour du jugement de l'humanité en Syrie (à Damas), la Lune sera fendue en deux, sans doute frappée par un météorite :

« L'Heure approche et la lune s'est fendue en deux. S'ils voient un prodige, ils s'en détournent et disent : « Ce n'est qu'une illusion passagère. » Ils rejettent (la vérité) et ne suivent que leurs propres passions. » (Coran 54:1-3)

Le satellite avait déjà été percuté par le passé par un ou des météorites. La lune serait d'ailleurs encore fissuré. Toutefois, l'astre serait resté en un seul morceau sous l'effet d'une coulée de lave, d'ailleurs encore visible[24]. A l'époque, son noyau était encore en fusion ; ce qu'il n'est plus de nos jours. Cette collision avec un météorite n'a rien d'impossible.

Depuis quinze ans, l'un d'eux inquiète particulièrement : (99942) Apophis (anciennement 2004 MN$_4$). Le géocroiseur a été découvert le 19 juin 2004. D'un volume de 40 à 50 millions de tonnes de fer, il mesure 325 mètres de diamètre. Il suit une orbite proche de celle de notre planète, qu'il croise deux fois à chacune de ses révolutions. Le 9 janvier 2013, Apophis passa près de la Terre. Le public ne fut informé élégamment que le lendemain.

---

[24] Voir Merveilles coraniques, La lune s'est t-elle fendue un jour à http://www.merveillescoraniques.net/index.php/2013-01-05-14-13-47/l-univers/30-la-lune-s-etait-elle-fendue-un-jour

Selon Leonid Sokolov, professeur à la faculté de mécanique céleste de l'université de Saint-Pétersbourg :

« le 13 avril 2029, Apophis s'approchera de la Terre à une distance d'environ 37.000 ou 38.000 kilomètres. Il peut entrer en collision avec la Terre le 13 avril 2036[25] ».

Je rappelle que la Lune est distante d'environ 385.000 km de la Terre. Apophis frôlerait donc la planète à une distance inférieure à celle des satellites de télécommunication (en orbite géostationnaire à 36.000 km d'altitude). Il sera visible dans le ciel : de quoi susciter quelques moments d'effroi. Le 13 avril 2029, Apophis devrait passer à seulement 31.300 km de la Terre !

Toutefois, ces calculs sont imprécis et on ne peut rien affirmer. Selon le CNES,

« La détermination précise de l'orbite d'Apophis est particulièrement difficile en raison de la méconnaissance de « l'effet Yarkovsky », du nom de l'ingénieur russe qui découvrit au début du XXe siècle le phénomène suivant : lorsqu'un corps céleste en rotation s'approche du Soleil, il s'échauffe d'un côté avant de se refroidir lorsqu'il a tourné sur lui-même. Ce refroidissement se produit par émission d'un rayonnement infrarouge qui crée une poussée infinitésimale mais permanente sur l'astéroïde et ainsi en modifie la trajectoire. »

---

[25] https://fr.sputniknews.com/sci_tech/20110126188448536/

De nouvelles observations tendant à écarter la possibilité d'une collision avec la Terre ou la Lune en 2029. L'astéroïde devrait tout de même passer à environ 30.000 km de la Terre. Fin juin 2006, la NASA a évalué la probabilité de collision la moins improbable au 13 avril 2036.

La probabilité n'est pas négligeable. Saint Jean d'en rajouter au chapitre de ces inquiétudes, alors même qu'il prophétise une étoile dans le ciel, annonçant l'approche de la fin et du jugement apocalyptique de l'humanité dans l'hémisphère nord.

Comme si tout avertissement était inutile, le déterminisme historique semble nous avoir mis dans les mains de gouvernants cyniques. Envisagent t-ils de se cacher sous terre? Programment t-ils que nous leur servions de garde-manger? Nous endort t-on pour ne pas nous préparer à un drame environnemental?

Saint Jean écrit de ses visions sur le futur apocalyptique :

« Les rois de la terre, les grands, les chefs militaires, les riches, les puissants, tous les esclaves et les hommes libres, se cachèrent dans les cavernes et dans les rochers des montagnes. Et ils disaient aux montagnes et aux rochers : Tombez sur nous, et cachez-nous devant la face de celui qui est assis sur le trône, et devant la colère de l'agneau ; car le grand jour de sa colère est venu, et qui peut subsister? » (Apocalypse 6:15-17) ;

« Et elle (la Bête, ici l'ONU) fit que tous, petits et grands, riches et pauvres, libres et esclaves, <u>reçussent une marque sur leur main droite ou sur leur front, et que personne ne pût acheter ni vendre, sans avoir la marque, le nom de la bête ou le nombre de son nom.</u> C'est ici la sagesse. Que celui qui a de l'intelligence calcule le nombre de la bête. Car c'est un nombre d'homme, et son nombre est six cent soixante-six. » (Apocalypse 13:16-18).

Que conclure de ce puzzle de faits? Aéroport en sur-capacité civile portant des fresques apocalyptiques, installations souterraines alimentées en matériel, jeu de cache-cache avec de faux et de vrais véhicules, camps de concentration et d'extermination, machines à transformer les cadavres en sachets de protéines humaines, renouveau du survivalisme et du messianisme, ambition des dirigeants de ficher l'humanité avec des nombres et des photos, de la contrôler via une puce RFID implantée dans la main, monnaie mondiale avec un revenu minimum garanti, épidémies plus ou moins contrôlées, annonce d'une réduction massive de la population, prophéties effrayantes se recoupant et issues de plusieurs sources indépendantes…

Quel effroi! Une question se pose alors.

Imaginez que vous soyez averti de l'imminence d'une catastrophe naturelle dans l'hémisphère nord. Que feriez-vous?

Si vous êtes une bonne personne : vous avertissez le public, vous transférez les technologies et les avoirs au sud et vous préparez l'exode des populations et leur accueil.

Si vous êtes un banquier, cherchant à faire du profit et à contrôler le monde. Que faites-vous? Vous cherchez à la garder secrète, à l'amplifier et à en tirer parti. Pour ce faire, plusieurs stratégies.

Vous maintenez préalablement le sud dans le désordre et la corruption volontaires et à dessein. Vous coupez les gens du nord de leur intuition, par exemple avec des armes psychotroniques gérant du chaos vibratoire. Vous faites taire ceux qui prophétisent la catastrophe au nord en les discréditant (comme « théoriciens du complot[26] ») ou les éliminant (comme opposants).

Vous accumulez de l'or dans un lieu secret, pour vous garantir des avoirs, assoir une nouvelle monnaie et corrompre les résistances au sud. Vous organisez des crises et faites passer des lois, pour obliger le peuple à se défaire de son or.

---

26 Robert Blaskiewicz , Non, la CIA n'a pas inventé le terme « théorie du complot », à http://www.conspiracywatch.info/non-la-cia-n-a-pas-invente-le-terme-theorie-du-complot_a1428.html

Vous aménagez des bunkers équipés au nord, à partir desquels l'exode vers le sud de personnes choisies sera ordonné dés la masse des populations du nord exterminée.

Vous préparez une force internationale pour conquérir le sud, sans aucun obstacle puisqu'il est désorganisé. Vous imposez un gouvernement mondial centralisé pour gérer la crise et arrivez en sauveur de la planète.

Enfin, vous régnez sur un monde dont l'hémisphère nord est ruiné, dépeuplé et invivable et dont l'hémisphère sud vous offre de régner sans opposition sur des humains demeurés en arrière des grandes évolutions que vous avez imposées au nord[27].

Votre jeu peut alors recommencer. On a là tous les traits de Jupiter en excès, jusqu'à la démence criminelle. N'est t-il pas singulier que la destruction d'Israël ait été marquée par deux faits que la bible qualifie « d'horreur abominable » ? En effet, deux fois, les envahisseurs occidentaux, grecs puis romains, ont placé une statue de Zeus / Jupiter dans le Saint des Saints du temple. Jésus annonce une nouvelle abomination avec un occidental se prétendant Dieu, dans un temple reconstruit, à la fin des temps. A ce propos, la symbolique de la cour suprême de Jérusalem, offerte par la banque Rothschild, interroge par sa référence marquée à l'illumination et à Jupiter. Nous sommes face à une erreur récurrente, que YHVH ne semble guère apprécier.

---

[27] C'est le scénario du film « 2012 » de Roland Aymerich.

Vénus en excès.

La dynamique ainsi créée par le nouvel ordre avec sa démesure solaire et jupitérienne mène évidemment à un délire vénusien : une pseudo-civilisation avec son art grotesque et exagéré, comme le pompeux néo-classicisme fasciste, les représentations virilisantes des soviétiques et des maoïstes ou encore les peintures de l'aéroport de Denver, véritables cauchemars psychédéliques de possédé.

On retrouve là un pseudo-art typique des régimes totalitaires et des tyrannies, où l'enthousiasme exagéré est de mise, offrant une image plaisante d'un homme tendu vers l'idéal nazi, soviétique ou sioniste. Celui d'un homme rêveur, mis au service du projet grandiloquent de république universelle des illuminés. Cet art moderne révèle le spiritualisme sulfureux en arrière et en amont de ces régimes vénusiens inversés.

Energie primaire	Glande Elément Agrégat	Manque de vitalité	Distorsion
2. Jupiter	Hypophyse Espace Conscience discriminante	Ambition, folie des grandeurs, hyper-organisation	Etatisme Bureaucratie
3. Vénus	Thyroïde Air Moteurs existentiels	Enthousiasme exagéré, recherche du plaisir, rêveries	Spiritualisme

Les fresques de Denver : Jupiter et Vénus en excès.

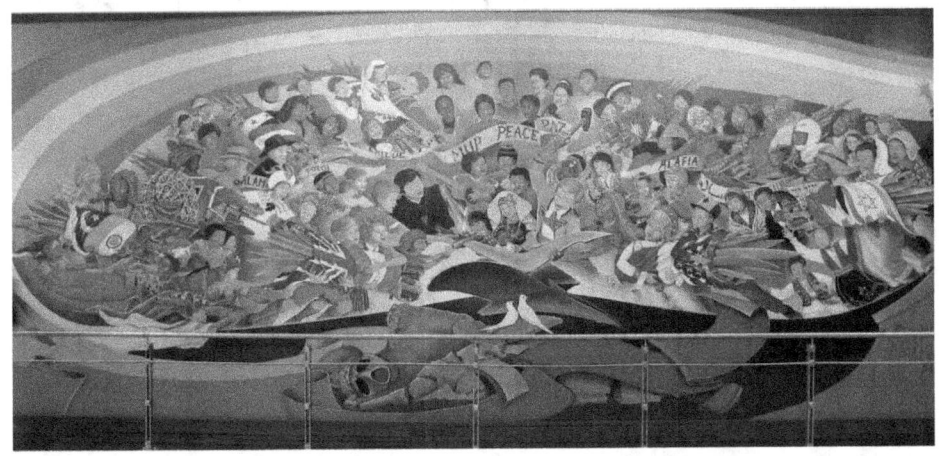

« De leurs épées, ils forgeront des socs de charrue, et de leurs lances, des faucilles. On ne lèvera plus l'épée nation contre nation, on ne s'entraînera plus pour la guerre.», Isaïe, 2, 1-5.

Image www.nouvelordremondial.cc
https://www.nouvelordremondial.cc/2011/01/09/laeroport-international-de-denver/

La scène suivante de l'Aéroport International de Denver (AID) présente une fresque en rapport avec un extrait du libre biblique d'Isaïe, dont la lecture est faite dans la liturgie catholique le 3 décembre tous les trois ans : soit 2018, 2021, 2024 ou 2027 pour la date cet événement.

Le texte indique :
        « Le prophète Isaïe a reçu cette révélation au sujet de Juda et de Jérusalem. Il arrivera dans l'avenir que la montagne du temple du Seigneur sera placée à la tête des

montagnes et dominera les collines. Toutes les nations afflueront vers elle, des peuples nombreux se mettront en marche, et ils diront: « Venez, montons à la montagne du Seigneur, au temple du Dieu de Jacob. Il nous enseignera ses chemins et nous suivrons ses sentiers. Car c'est de Sion que vient la Loi, de Jérusalem la parole du Seigneur. » Il sera le juge des nations, l'arbitre de la multitude des peuples. De leurs épées ils forgeront des socs de charrue, et de leurs lances, des faucilles. On ne lèvera plus l'épée nation contre nation, on ne s'entraînera plus pour la guerre. Venez, famille de Jacob, marchons a la lumiere du Seigneur. » (Isaïe, 2, 1-5).

Un vortex s'est élevé de la fresque au soldat de l'Armée rouge et aboutit sous forme d'arc-en-ciel dans cette suivante. En bas, le soldat est défait. Au centre, l'épée des nations guerrières a été vaincue par Israël et transformée en charrue par un petit bavarois. On signifie que l'Allemagne (l'Empire romain) a été vaincue par les trois guerres mondiales, voulues par les banquiers. Elle est devenue artisan de paix et non plus belliciste :

    « De leurs épées ils forgeront des socs de charrue, et de leurs lances, des faucilles. »

Les enfants de la fresque portent des costumes nationaux de la plupart des pays du monde. Ils sont unis sous l'égide de l'ONU (la colombe), transformée en gouvernement mondial centralisé après la défaite de la Russie.

Les drapeaux représentant les seize pays en antagonisme (Chine / Taiwan, Inde / Pakistan, Israël / Palestine, Russie / USA, Irlande / Grande Bretagne, Iraq / Iran, etc) entourent les épées de ces nations, à la manière des faisceaux des licteurs de la république romaine, dédiés à Jupiter (la loi). Ces représentations font écho au verset :

« On ne lèvera plus l'épée nation contre nation, on ne s'entraînera plus pour la guerre. ».

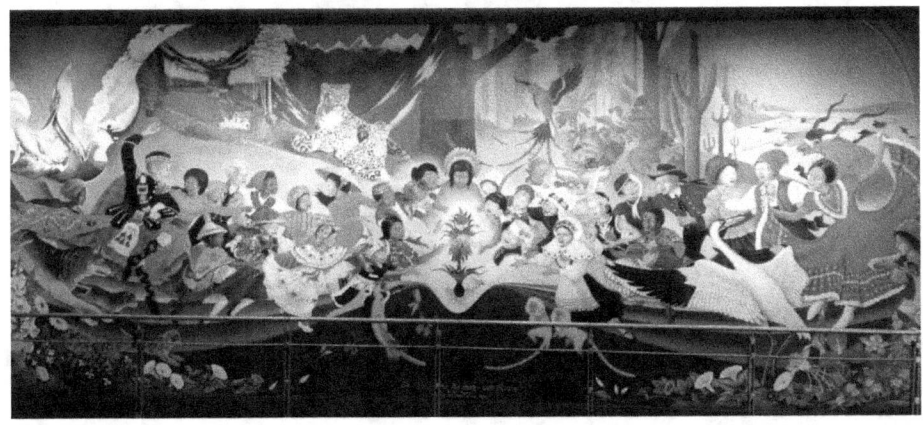

Image www.nouvelordremondial.cc
https://www.nouvelordremondial.cc/2011/01/09/laeroport-international-de-denver/

La fresque suivante de l'AID représente le monde nouveau, guidé par les commandements inscrits dans la pierre dans le comté d'Elberton en Géorgie (USA), non loin de Jekyll Island : les Guide Stones.

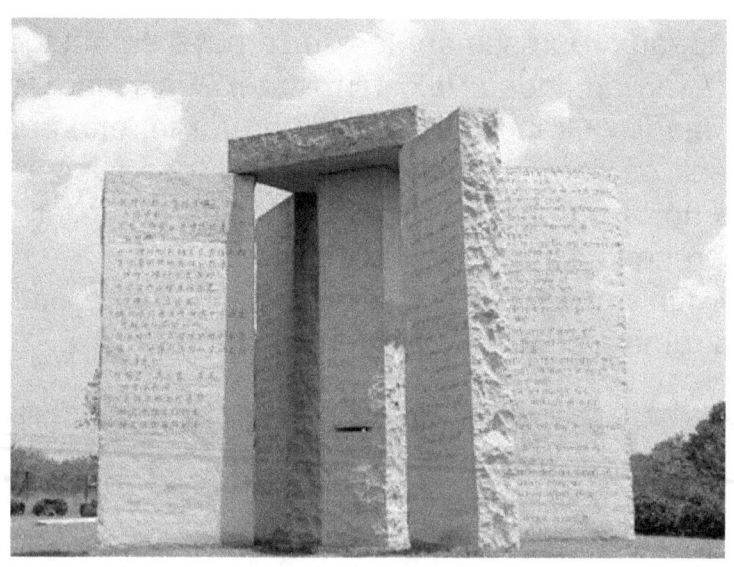

Guide Stones des Rose+Croix en Géorgie
image https://ordo-ab-chao.fr

On se souvient que les Khazars ont dominé la zone du Caucase depuis la Géorgie, du temps de la Khazarie (VIIIe - XIIIe). Cet Etat de l'union aurait donc pour eux une valeur de « colonie américaine », à partir de laquelle ils ont édifié leur pouvoir contre la République américaine.

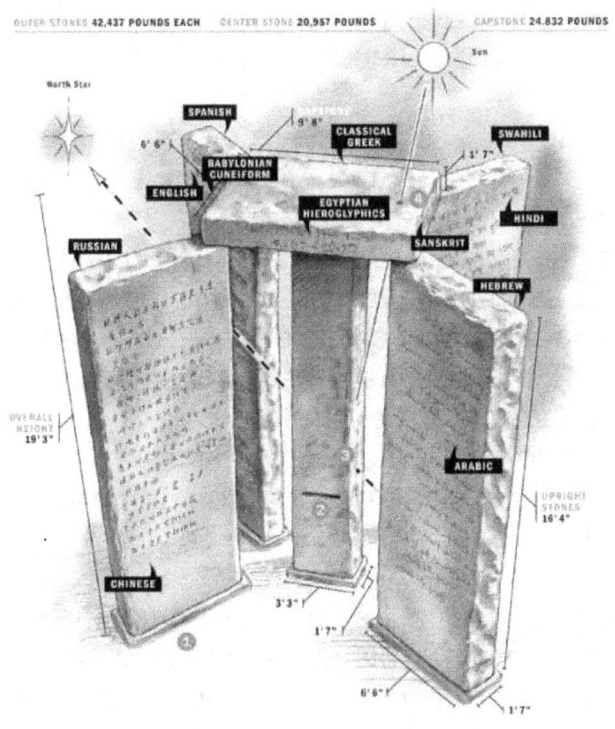

Les Guide Stones prévoient :
- une dépopulation massive de la planète limitant le nombre d'humains à 500 millions ;
- la fin de l'empire romain et de ses successeurs, ainsi que des croyances judéo-chrétiennes qu'ils ont porté ;
- un gouvernement mondial centralisé dirigé par les banquiers illuminés ;
- la restauration de la nature selon le schéma de l'Agenda de Rio (couloirs sans activité humaine et concertation des populations dans les villes sous contrôle psychotronique étroit) ;

- la mutation génétique des espèces et des humains pour amener la création de Dieu à la perfection de Lucifer.

David Rockefeller a écrit dans ses mémoires combien il était fier du projet d'abattre l'Allemagne en trois actes pour instaurer une république universelle :

« Certains croient même que nous faisons partie d'une cabale secrète travaillant contre les meilleurs intérêts des États-Unis, nous caractérisant ma famille et moi comme des « internationalistes » conspirant avec d'autres autour du monde pour construire une structure politique et économique mondiale plus intégrée – un seul monde, si vous préférez. Si c'est ce dont on m'accuse, je plaide coupable, et j'en suis fier. »

Il reprenait une longue tradition du maçonnisme, visant à l'établissement d'une dictature d'hommes éclairés. Le symbolisme jupitérien de cette mascarade criminelle est manifeste, jusque dans l'oeil qui voit tout. Que cela soit celui dans le triangle du maçonnisme ou celui des anciens Egyptiens.

Le symboliste canadien Manly Pendler Hall (1901-1990) avait annoncé la couleur en 1928 dans son « The Secret Teachings of All Ages », avec un net penchant pour la démesure jupitérienne :

« Lorsque la foule règne, l'homme est gouverné par l'ignorance ; quand l'église règne, il est gouverné par la superstition ; et quand l'Etat règne, il est gouverné par la peur.

Avant que les hommes puissent vivre ensemble dans l'harmonie et la compréhension, l'ignorance doit être transmuée en sagesse, de la superstition en foi éclairée, et la crainte en amour.

Malgré les affirmations contraires, la maçonnerie est une religion qui cherche à unir Dieu et l'homme en élevant ses initiés à ce niveau de conscience d'où ils peuvent contempler avec une vision précise le travail du Grand Architecte de l'Univers (Lucifer).

D'âge en âge à la vision d'une civilisation parfaite est préservée comme l'idéal à atteindre pour l'humanité. Au sein de cette civilisation est maintenue une université puissante dans laquelle les sciences sacrées et profanes des mystères de la vie seront librement enseignées à tous ceux qui assumeront la vie philosophique.

Ici la croyance et le dogme n'auront aucune place ; tout ce qui est superficiel sera éliminé et seul l'essentiel sera préservé. Le monde sera gouverné par ses esprits les plus éclairés, et chacun occupera le poste pour lequel il est le plus admirablement adapté[28]. »

Deux autres symboles intéressants apparaissent dans les fresques de Denver : le jaguar et l'étoile de David. Ils sont présents sur les fresques suivant celle que je viens de décrire.

---

[28] The Secret Teachings of All Ages. An Encyclopedic Outline of Masonic, Hermetic, Kabbalistic and Rosicrucian Philosophy (1928), Jeremy Tarcher, 2005.

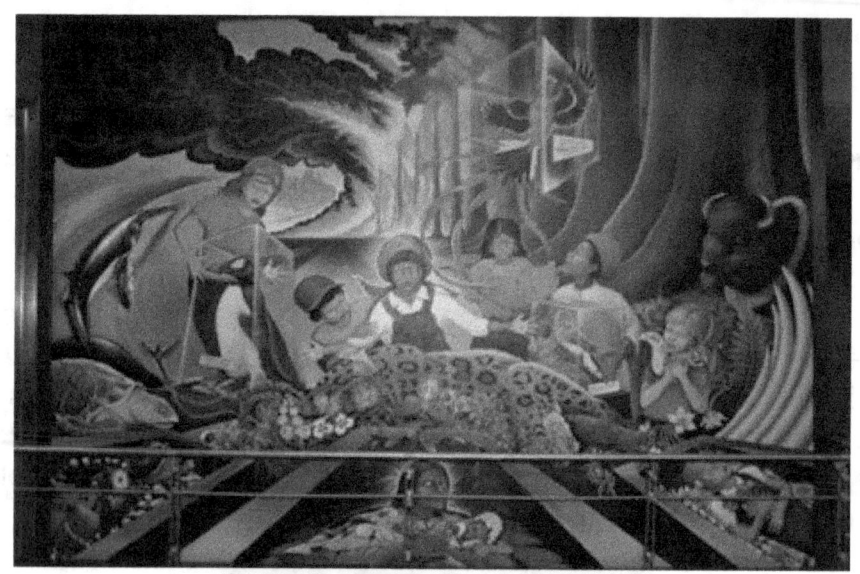

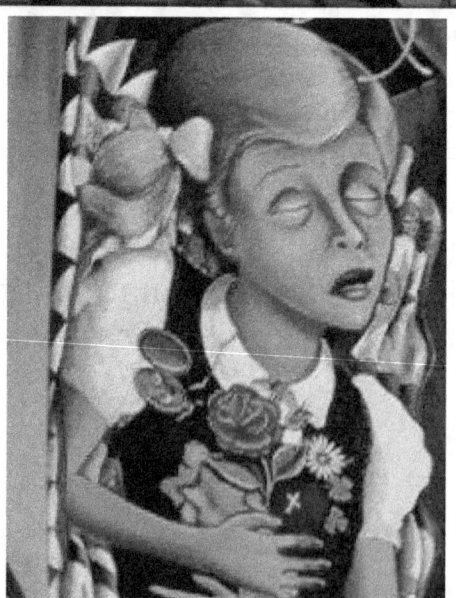

Leo Tanguma est un états-unien d'origine mexicaine, dont le parcours artistique est critique contre le lobby militaro-industriel, les pétroliers et plus généralement le rôle de l'homme blanc dans la destruction des cultures natives américaines. La fresque ci-dessous, où apparaît l'auteur, incarne cette thématique autour de la figure templière et maçonnique de Baphomet (le visage au centre).

Page Facebook de Leo Tanguma.

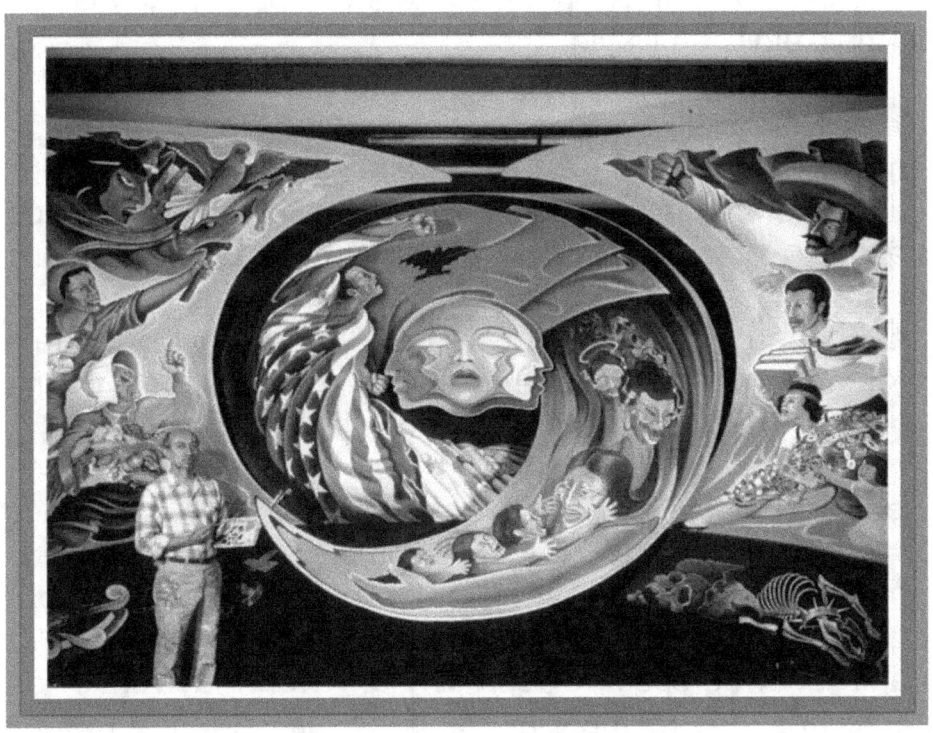

On remarque toutefois que les thèmes principaux des fresques de l'AID sont étrangères à l'oeuvre habituelle de Leo Tanguma. Son inspiration rappelle plutôt la religion créée au Brésil par « Tia Neiva », née Neiva Chavez

Relaya (1926–1985). La médium chrétienne a fondé la « Doctrine de l'Aurore », un courant religieux oecuménique, dont les principes sont tirés Évangiles et de la religion afro-brésilienne du Candomblé. Il s'est installé dans la « Vale do Amanhecer » (la « Vallée de l'Aurore »), située à Planaltina, une bourgade à 40 km de Brasilia, la capitale administrative du Brésil. Un sympathique ensemble d'édifices, dont une pyramide, a été bâti autour d'un lac en forme d'étoile de David.

Neiva Relaya était une camionneuse, qui éleva ses quatre enfants sans leurs pères. Dés 1958, elle fut visitée par des entités non-humaines, qui entraient dans son corps lors de transes. Elle vécut pendant dix ans ces expériences dans la souffrance et l'angoisse. A leur terme, Neiva créa sa communauté spirituelle à Planaltina sur le modèle d'Auroville en Inde. Sa principale mission était de fournir une aide spirituelle à l'humanité.

Son idée, reprise par son fils, était d'introduire Jésus dans le coeur des gens et de décomplexer les personnes sujettes à des transes médiumniques. Elles sont communes dans le Candomblé / Umbanda et ramenées ici dans une perspective chrétienne, avant la venue de l'antéchrist. De même avec ceux qui présentent un attrait pour les doctrines de l'Egypte et croient en l'existence de mondes extra-terrestres. La Doctrine de l'Aurore tente de combiner ces éléments dans un culte commun.

Le culte est ainsi centrée autour de la figure du jaguar, représentant l'esprit divin, et de l'étoile de David, symbole du monothéisme. On les retrouve dans les fresques de Leo Tangua à Denver. Tia Neiva recevait en outre des messages médiumniques de Pai Seta Branca (le père flèche blanche), qui réunit plusieurs figures de la culture précolombienne dont le thème est cher au peintre.

Le centre spirituel de la Vale do Amanhecer est organisé par des médiums choisis une fois par le groupe, une fois qu'ils ont été identifiés comme ayant un lien génétique avec les « Equitumanos ». Ces derniers seraient un peuple extraterrestre réputé avoir visité la Terre il y a 32.000 ans. Ces derniers seraient les héros mythiques des Hittites, des Doriens et des Grecs, des Egyptiens et des Mayas. Tia Neiva prétend que le centre de leur activité était le Lac Titicaca, dans les Andes.

Bon nombre de thématiques de l'oeuvre de Leo Tanguma se retrouvent dans la Doctrine de l'Aurore, sans qu'un lien formel puisse être établi entre le peintre et la spirite. Il est intéressant qu'en marge de la dimension voulue par les commanditaires illuminés des fresques de Denver, avec leur message sinistre, l'artistique ait introduit des éléments de la culture amérindienne et une référence aux extra-terrestres, mentionnés dans la bible sous le terme de « Néphilims ».

Sorte de niou-edge version brésilienne, la Doctrine de l'Aurore appartient à la mouvance populaire de l'illuminisme, qui à la fois en est le produit et le conteste. Si elle consacre la personne de Jésus, elle lui associe des extraterrestres et une notion de « karma », qui n'est pas celle du bouddhisme mais du spiritisme.

Les désordres psychiques qui ont amené Tia Neiva à formuler sa nouvelle religion (ou plutôt pseudo-religion) sont assez communs à une époque, où le programme de contrôle psychotronique de la population se met en place, depuis Brésilla, comme d'autres capitales régionales.

La capitale brésilienne toute proche est elle-même constellée de références à l'illuminisme à forme maçonnique, placées là par Oscar Niemeyer, un franc-maçon socialiste. Partout où Jupiter en excès s'est manifesté, on a assisté à une forme locale du projet de gouvernement mondial des illuminés manichéens et à des formes religieuses anarchiques plus ou moins spontanées en parallèle, liées à Vénus. Le Brésil ne fait pas exception.

La bible semble faire allusion à cette ambition de pouvoir jupitérien et de religion vénusienne hétérodoxe dans le texte de Matthieu, où l'évangéliste de réfère à une statue de Jupiter placée dans le temple de Jérusalem par les Romains :

« Vous verrez celui qu'on appelle « l'Horreur abominable », dont le prophète Daniel a parlé ; il sera placé dans le lieu saint. — Que celui qui lit comprenne bien cela !

— Alors, ceux qui seront en Judée devront s'enfuir vers les montagnes ; celui qui sera sur la terrasse de sa maison ne devra pas descendre pour prendre ses affaires à l'intérieur ; et celui qui sera dans les champs ne devra pas retourner chez lui pour emporter son manteau. Quel malheur ce sera, en ces jours-là, pour les femmes enceintes et pour celles qui allaiteront ! Priez Dieu pour que vous n'ayez pas à fuir pendant la mauvaise saison ou un jour de sabbat ! Car, en ce temps-là, la détresse sera plus terrible que toutes celles qu'on a connues depuis le commencement du monde jusqu'à maintenant, et il n'y en aura plus jamais de pareille. Si Dieu n'avait pas décidé d'abréger cette période, personne ne pourrait survivre. Mais il l'a abrégée à cause de ceux qu'il a choisis. » (Mat, 24:15-18).

Saturne en excès.

L'énergie Saturne en excès alimente un orgueil luciférien, rigide sur ses principes au point de se fâcher avec son Créateur et perfide au point de critiquer en permanence l'homme pour le perdre. L'excès saturnien est caractérisé par le manque de bon sens, la critique excessive d'autrui et l'absence de critique de soi. Il mène au laisser-aller, à l'isolement et à la solitude.

Energie primaire	Glande Elément Agrégat	Excès de vitalité	Distorcion
4. Saturne	Thymus Feu Perception	Mental trop critique, orgueil, rigidité sur des principes	Karmisme

Ce Saturne en excès est particulièrement manifeste dans la théorie spirite du karma. Elle est bien différente de celle du bouddhisme, que j'ai décrite plus haut.

Dans le spiritisme et le théosophisme, le karma n'est pas un acte volontaire ayant laissé un empreinte négative ou positive sur le bio-plasma, la dimension subtile des êtres influençant le psychisme. Le karma est une dette, que le spirite ou théosophe doit payer dans son « évolution ». L'homme est orgueilleusement seul face au cosmos et doit payer ses fautes, sans aucune charité, ni indulgence.

Ce système fonctionne à l'image d'une créance bancaire, que le débiteur doit honorer pour s'émanciper. Soit il s'émancipe par le paiement, soit il reproduit et paiera plus cher encore.

Cette drôle de croyance est fort répandue en Occident, où elle accompagne généralement les théories psychanalytiques ou est présente dans les sectes.

René Guénon a rapporté dans son traité « L'erreur spirite », le caractère fallacieux de cette croyance mais ses risques. Un théosophe traversait les rues sans regarder, au risque de se faire renverser et tuer, car dans une vie précédente, il aurait provoquer le décès d'un homme avec une charrette. Pour son évolution, il devait donc risquer sa vie. Soit son « karma » était payé, soit il serait tué en réparation. On est en plein laisser-aller, typique du saturnisme inversé. On est aussi ici à rebours du christianisme, qui prône le rachat de l'homme par le sacrifice christique. Spiritisme et christianisme sont inconciliables. C'est soit l'un, soit l'autre.

On mesure ici le danger des hétérodoxies à forme orientale, qui loin de représenter des religions authentiques d'Orient sont des idées toutes occidentales et modernes, inspirées du progressisme de gauche du début du XXe siècle.

Ces sectes ont disparu comme telles mais leurs inepties ont largement inspiré le niou-edge, qui les ressert épisodiquement. J'ai pu dénoncer les dangers du Reiki Kundalini dans mes études sur le Reiki, dans la mesure où cette école avait repris les élucubrations de Mme Blavasky sur les maîtres « ascensionnés ».

Cette dernière avait fait du lieu impérial d'initiation à Kyoto, appelé Kurama, un maître de sagesse mystérieux lui offrant des initiations « dans l'astral », appelé Kumara. Idem avec Kutumi, qui est un individu cité dans les textes védiques de l'Inde. Jupiter et Vénus en excès mènent systématiquement a un Mercure dévié, c'est à dire un faux ésotérisme.

Mercure en excès.

L'excès atteignant l'énergie Mercure, c'est désormais le règne de l'instabilité, de la tromperie, de la curiosité malsaine et de l'âpreté au gain.

C'est Wall-Street, textuellement « la rue où on va dans le mur », avec ses crises boursières, ses spéculations trompeuses et ses coups montés, l'espionnage paranoïaque de la population par les services de renseignement et les publicitaires véreux, le tout pour ramasser et amasser le maximum de fric.

Wall-Street, c'est Mercure fou, dans ses pires défauts, sur fond d'imposture herméneutique (le maçonnisme). Ce système n'a aucun intérêt pour le présent : il vise à amasser du fric et se barrer sur une île. Les contacts du mercurien en excès avec autrui sont donc instables et trompeurs. Au fond de lui, c'est la tromperie qui domine, que seul l'argent-roi peut palier. L'argent conforte les lendemains et redonne la puissance naturelle que le mercurien en excès avait perdu. Solution trompeuse…

Energie primaire	Glande Elément Agrégat	Excès de vitalité	Distorsion
5. Mercure	Surrénales Eau Forme	Instabilité, tromperie, curiosité malsaine, âpreté au gain	Mysticisme Occultisme

Mars en excès.

Le culte de l'argent ne peut mener qu'à un excès en Mars, avec la guerre permanente contre tous et tout, en particulier la tradition.

Mars en excès : c'est l'agitation moderne, la témérité guerrière, l'irascibilité de polices et d'armées dans les mains des banquiers et dirigées contre les peuples, l'agressivité des passants entre eux et les querelles entre voisins.

Le martien en excès est dominé le bellicisme. L'homme se sent insignifiant sans argent, il n'a alors de choix que de laisser les banquiers et les dirigeants qu'ils imposent lui impulser la direction de son existence. Passif, incapable de prendre son destin en main, l'être sans argent n'a plus qu'une seule alternative : se vendre au système, aveuglément et sans moralité aucune. Alors, il se sent fort et leur « régler son compte à autrui ».

On retrouve ce genre de frustrés dans les armées et les polices du monde moderne. C'est là qu'il trouve une signification fausse à une existence sinon morne et sans intérêt : laisser le système se servir de lui. Une fois fait, il est un puisant belliciste.

Mal lui en prenne. Aux USA, 50% des SDF sont des anciens vétérans, véritables parias de la société. Elle s'est servi d'eux et les jette, quand elle ne fait pas d'eux et de leurs enfants des rats de laboratoires. Je renvoie à mon ouvrage « L'encyclopédie de la psychotronique, le crime presque parfait », et notamment à la partie sur la machine LIDA, expérimentée sur des anciens militaires, qu'elle a rendu fous.

Au final, le monde de Mars en excès à l'extrême ressemble à la planète éponyme dans son état actuel : c'est un monde qui ne tourne plus, devenu mort. C'est sans doute ce que laisseront les USA derrière eux : un empire mort, poubelle chimique et nucléaire.

Energie primaire	Glande Elément Agrégat	Manque de vitalité	Distorsion
6. Mars	Foi Pancréas Terre Sensation	Agitation, témérité, irascibilité, agressivité, querelles	Bellicisme

Lune en excès.

Au final, c'est une lune folle qui s'impose, en excès par sa débauche, son ivrognerie et son souci excessif pour le bien-être, la beauté factice et les charmes.

Cela vaut pour l'homme. L'énergie lunaire en excès : c'est l'individu stérile, insensible, sans instinct sain et paresseux. Le système a pris possession de lui. Il est devenu un être artificiel : le SS nazi, l'apparatchik soviétique ou le trans-humain sioniste.

Energie primaire	Glande Elément Agrégat	Manque de vitalité	Distorsion
7. Lune	Ovaires / Testicules - -	Débauche, ivrognerie, tout pour le bien-être	Matérialisme

La Lune en excès : c'est Lilith, la tentatrice, la reine du dérèglement sexuel et selon la Kabbale, la mère de Caïn, l'agriculteur et fratricide.

Dérèglement sexuel, femme en rouge incarnant Lilith, maçonnisme… on est dans « Eyes wild shut », la nature même de l'establishment américain dans ses secrets d'alcôves, sous le masque de la vertu démocratique d'inspiration grecque : le matérialisme porté par le mysticisme.

La Lune en excès mène également à la lycanthpopie, c'est à dire à la transformation de l'homme en un être instinctuel pervers, devenu « un loup pour l'homme ».

L'énergie lunaire en excès s'accompagne généralement de cannibalisme. Ceci donne certainement une explication à la présence de fours à lyophiliser les protéines humaines dans les camps de la FEMA aux USA.

La logique des illuminés s'articule clairement comme une progression du Soleil à la Lune vers l'excès. Il n'est donc pas anormal de trouver une proposition de cannibalisme généralisé au final du programme d'excès du monde moderne.

H. G. Wells l'avait compris dans son roman « La machine à voyager dans le temps ». Le stade ultime de l'illuminatisme est de vivre sous terre, en consommant de la viande humaine. On l'a vu dans certains cas extrêmes autour des « sept tours du diable », à cheval sur l'Asie et l'Afrique. je renvoie sur ce point à mon ouvrage « Le grand retour des sciences de l'âme » et le rôle des Khazars.

La littérature de science fiction a illustré cette issue terrible dans des descriptions de camps souterrains sous la Lune ou Mars, où les survivants en seraient réduits à s'entre dévorer. Cette anticipation est une intuition d'une logique d'excès énergétique, dont le stade ultime ne peut être qu'une humanité déshumanisée et s'entre-déchirant. Un cauchemar nouvel ordriste!

Dans mon essai « La franc-maçonnerie et la nostalgie de l'empire », j'ai montré comment les cinq idéologies de la modernité, véritables directions cardinales du système, étaient des contre-façons des énergies des éléments, lorsque ceux-ci sont déréglés.

Il ne faut pas concevoir les cinq éléments tels que nous les voyons matérialisés dans la nature, mais plutôt comme des dynamiques primaires, des forces et des potentiels actifs. Un fois présents, ils vont se déployer sous la forme des sept énergies « astrales », puis s'exprimer comme neuf types d'ego et en enfin se déployer sous la forme de douze figures tutélaires. 3, 5, 7, 9 et 12 sont les clefs numériques de la psychologie bouddhique, en rapport avec les astres, leur servant d'index. Je renvoie à mon essai « Le grand retour des sciences de l'âme » pour plus de détails sur les neuf types d'ego et les douze mentors spirituels.

Je rappelle que ce qui est en-haut, le ciel, et au-dehors (la Terre), est semblable à ce qui est en bas et au-dedans. Tout est un, formé et fonctionnant de la même manière, animé par des images fractales récurrentes, le tout formant un gigantesque hologramme en mouvement.

Une fois ce manège saisit, on est apte à concevoir pourquoi le Bouddhisme voit l'univers comme une illusion

(« maya »), le macrocosme (le cosmos) et le microcosme (l'homme) étant le reflet l'un de l'autre. « Et Dieu fit l'homme à son image et à sa ressemblance », tout comme il fait bâti le cosmos par jeu, pour se connaître à lui-même.

Si l'homme laisse ses Eléments et ses énergies se distordre, dans le sens de l'excès et de la carence, il se défigure, produisant un monde laid autour de lui. Véritable ver dans la pomme, il pourrit son milieu, dans l'espoir de se transformer et de se transporter ailleurs sous une autre forme. Il est devenu un parasite.

Le monde moderne fonctionne ainsi : l'homme s'est défiguré, il a rendu le monde naturel invivable autour de lui et se rêve un nouvel homme, capable de se recréer, de contrôler son environnement à sa guise et de s'envoler vers d'autres mondes. Cette ambition est caractéristique du monde moderne et de ses idéologies. Elle n'en est pas moins un acte de démence, dont le nom est : le matérialisme.

Rappels.

Section 1. Rappels généraux.

La distorsion de la dynamique des cinq éléments et leur manifestation par sept énergies astrales en excès et en carence sont manifestes dans les croyances et les idéologies de la modernité.

Je crois utile de rappeler ici ce que j'ai écrit à ce sujet dans mon ouvrage « La franc-maçonnerie et la nostalgie de l'empire » ou « Le grand retour des sciences de l'âme ». Pourquoi ? Ces propos politiques ont ils leur place dans un ouvrage de psychologie ?

Pour moi, oui. Chez les Tibétains, il n'y a pas de distinction entre le spirituel et le temporel. Cette opposition est un produit occidental, qui a eu pour effet de détacher l'exercice du pouvoir de la morale religieuse. Il a aussi contribué à détacher le corps de l'âme, appelé improprement « esprit ».

Les croyances hérétiques et les impostures politiques apparues depuis la fin du XVIIIe siècle avec les Lumières sont les témoins des conséquences de la rupture de l'occident avec sa propre tradition et de là, des individus avec la spiritualité authentique. Elles sont clairement des fruits de la perversion des cinq éléments et des sept énergies.

Pourquoi se priver de les décrire comme telles, puisqu'elles conditionnent notre existence. La psychologie élémentale embrase tous les aspects de l'existence. Contrairement à la psychologie occidentale, qui ne s'intéresse qu'aux individus. Ce qui généralement choque le plus les étudiants est la découverte des idées de la modernité comme étant une expression très ancienne de la religion et de la politique, relevant du satanisme.

On ne peut en effet définir comme relevant du satanisme les trois idéologie des Lumières - marxisme, fascisme et sionisme. On ne peut les considérer sans dresser un portrait général du contexte dans lequel ce jugement est formulé.

Pour un communiste, le marxisme est la réponse à l'exploration par la bourgeoisie capitaliste des ouvriers et des paysans. Pourquoi l'en blâmer? La question est bonne, seule la réponse est mauvaise.

De même, un individu aimant sa patrie sera tenté par le nationalisme pour protéger son identité et le fascisme pour la défendre en agressant autrui.

Un juif, en but au rejet social, peut légitimement croire qu'un gouvernement mondial au service d'Israël et d'un messie juif pourra rendre le monde plus sûr pour lui. Les peurs sont sincères mais les solutions sont d'une naïveté effrayante.

Alors, il est bon de faire maintenant quelques mises au point, le lecteur qui sera parvenu à ce stade de mon essai étant déjà sensible à la musique divine.

Dans le monothéisme abrahamique, la présence divine est en ce monde source de vie. Le monde concret tel que nous le vivons résulte d'un accident provoqué par une faute d'Adam et Eve, les premiers êtres humains. Antérieurement, l'homme vivait dans une dimension subtile, baignée par l'énergie préternaturelle. Cette dimension existe toujours, abritant des paradis et des enfers, ainsi que des créatures bonnes et mauvaises de tous ordres : anges, démons, défunts gardés dans le sommeil, en décomposition psychique ou amenés dans un paradis selon leur proximité avec Dieu.

Tant qu'il est resté dans cette dimension, l'homme était immortel et goutait des fruits de la vie. Lorsqu'il eut accès à la connaissance du passé, c'est à dire du bien et du mal antérieurement manifestés dans l'univers, les premiers humains furent précipités dans le monde concret et durent affronter les conditions d'une existence quasi-animale, avec un corps et des instincts.

Les diverses traditions spirituelles se rejoignent sans exception sur cette description, qu'elles recourent à l'idée d'un Dieu créateur unique ou d'un principe commun hypostasié en plusieurs divinités.

Dans le camp des êtres mauvais, rendus tels par leur éloignement d'avec Dieu, les plus pervers assurent la direction tournante de leur sphère respective.

Dans le camp des êtres bons, les traditions décrivent des leaders spirituels comme saint Michel-archange et deux archanges (Raphaël et Gabriel) chez les Chrétiens ayant hérité une partie du schéma juif, ou Ganesha chez les Hindous.

Les traditions décrivent également des espaces où l'activité de décomposition des univers (catabolique) est plus prononcée, comme des trous noirs ou le soleils noirs où les êtres et la matière dont absorbés et dissous, pour parvenir au néant Dans d'autres sphères comme les soleils, ils sont au contraire créés et émis. dans les sphères intermédiaires, les êtres et les peuvent prendre au choix l'une ou l'autre des directions, la création (anabolisme) et la destruction étant un processus permanent et non-daté dans le temps.

Dans les traditions du monothéisme abrahamique, les sphères de dissolution et d'anéantissement sont dominées par satan ou shaytan en arabe. Dans le Bouddhisme, c'est un « mâra » qui joue ce rôle. A ce titre, il est bien un adversaire de l'homme, c'est à dire une entité visant à sa destruction et son anéantissement, en particulier par son éloignement d'avec Dieu. Cette entité agit négativement sur la santé psychique et doit être considérée comme cause secondaire de certaines pathologies.

A. Le satanisme.

Le terme vient de l'hébreu et désigne son adversaire dans un procès, celui qui témoigne contre soi. Le satanisme désigne donc toute pratique de quelque nature, visant détourner l'homme de Dieu et de sa dimension spirituelle, pour l'amener dans le monde concret d'abord puis les sphères de destruction et d'anéantissement.

Dans le récit, satan s'est manifesté sous la forme d'un serpent, d'une forme ondoyante, et est parvenu à provoquer une faute d'Adam et Eve. Cette faute entraîna leur exil dans le monde concret. Satan a donc gagné une première manche et attend amené son projet de destruction et d'anéantissement à terme, en accord avec sa nature propre.

Le satanisme peu relever des trois dimensions de l'être: corporel, psychologique et spirituel. Le satanisme corporel est classiquement désigné comme toute pratique pouvant mener à un état d'aliénation: consommation d'intoxicants neurologiques, pratiques sexuelles addictives et destruction systématique de la vie. Dans l'Islam cette attitude est appelée « fasad » et on en compte sept. J'y reviendrai à propos des Khazars, comme acteurs du satanisme.

Le satanisme psychologique est une attitude visant à aliéner, voire détruire et anéantir autrui par des moyens agissant sur sa pensée et ses émotions. La psychanalyse et maintenant le psychotronisme tombent sous le coup du satanisme. La première parce qu'elle tend à orienter l'homme vers la mémoire et les formes en dissolution. L'astrologue Hadés parle de la psychanalyse freudienne comme d'un authentique sacrement du diable, construit sur l'inversion du judaïsme. Le second prive autrui de sa liberté de penser et de ressentir, voire de son libre arbitre. Cette pratique de police et de contrôle de la société, quelle que soit ses prétendues vertus, relève donc bien du satanisme. C'est d'ailleurs à ce titre que la communauté du renseignement qui utilise le psychotronisme massivement, est considérée comme l'élément moteur de la sphère de l'antéchrist et ses membres, comme des « saints de satan ».

Le satanisme spirituel est plus subtil. Il consiste à inverser les rites religieux, les sacrements et les initiations dans le but de diriger l'homme loin de Dieu, de lui permettre de matérialiser ses désirs et fantasmes pour l'aliéner, puis de le détruire. Par exemple, l'étoile à cinq branches de Vénus, désignant la Mater-prima dans les traditions spirituelles, est utilisée pour évoquer les penchants féminins les plus aliénants pour l'homme. Dans le Kabbale juive, ils sont incarnés par Lilith, une démonte avec laquelle Adam aurait conçu Caïn et de là certaines tendances infernales auraient été transmises à la lignée de Cham puis aux Ashkénazes. Leur rôle dans la modernité aurait donc une cause bien antérieure au problématiques posées par les adeptes du nomadisme dévié d'Asie centrale.

L'initiation peut également être inversée en contre-initiation. Au lieu de mettre en contact acec la nature spirituelle des êtres, voire un ange servant ou une communauté de saints comme l'initiation, la contre-initiation vise à l'aliéner l'homme à son corps, avec l'aide d'un démon ou une communauté de malfaisants. On comprend ici la motivation d'Adam Weishaupt, qui trouva dans les vestiges de l'initiation de métier des maçons et leurs oeuvres louables de bienfaisance, un moyen habile de constituer une secte sous influence satanique au service de ses oeuvres malfaisantes. La création des Grand Orient obéit à cette ambition et on sait le rôle qu'ils ont joué.

William Guy Car donne cette indication tout à fait exact:
« Il est peu probable qu'un franc-maçon sur un millier sache la véritable histoire de la façon dont les chefs des Illuminati du Grand Orient ont infiltré leurs agents dans la franc-maçonnerie continentale[29] ».

Les maîtres de la franc-maçonnerie anglaise ont maintes fois prévenu leurs pairs latins et germains d'éviter toute relation avec les faux francs-maçons des Grand Orient. Les Illuminati révolutionnaires s'étaient établis dans la franc-maçonnerie continentale et en avaient pris le contrôle. Elle était déjà dénaturée et falsifiée, ce processus lent en s'aggravant. Le Pape Pie IX le savait et dénonça publiquement le communisme puis renouvela aux

---

[29] William Guy Car, Pawns in the Game, traduit en français par Des pions sur l'échiquier, LENCULUS, Paris, 2010.

catholiques l'interdiction de se laisser séduire par la franc-maçonnerie continentale.

William Guy Car reprend :

« Un auteur allemand du nom de Zack fit un livre de la version révisée (des plans) de Weishaupt (...) En 1784, on envoya un exemplaire de ce document aux Illuminés que Weishaupt avait délégués pour fomenter la révolution française. Le courrier fut mortellement frappé par la foudre alors qu'il chevauchait du côté de Ratisbonne. La police trouva les documents subversifs sur son corps et les expédia aux autorités gouvernementales concernées[30] ».

Après examen soigneux des documents, le gouvernement de Bavière perquisitionna les loges du Grand Orient que Weishaupt et les domiciles de ses membres les plus en vue, dont le Baron Bassus-in-Sandersdorf.

Selon William Guy Car :

« Les informations supplémentaires qu'ils y trouvèrent persuadèrent les autorités que les documents constituaient une preuve véritable d'une conspiration de la synagogue de satan, qui contrôlait les Illuminati au sommet, prévoyant d'utiliser les guerres et les révolutions

---

[30] William Guy Car, Pawns in the Game, traduit en français par Des pions sur l'échiquier, LENCULUS, Paris, 2010.

afin d'établir une sorte de gouvernement mondial dont elle espérait usurper le pouvoir dès sa mise en place[31] ».

En 1785, le gouvernent de Bavière interdît la secte des Illuminati et ferma les loges du Grand Orient. En 1786, les pièces prouvant la conspiration et son projet délirant furent rendues publiques. Le titre anglais de cette publication est « The Original Writings of the Order and Sect of the Illuminati ». Des exemplaires furent remis aux dirigeants de l'Église et des royaumes. En vain… Il était trop tard.

Avec Albert Pike, les Illuminés prirent le contrôle de la franc-maçonnerie anglaise puis américaine via le Rite écossais, créé en 1801 et ouvertement anti-chrétien et sataniste selon sa charte. Ce psychopathe a eu une influence sur la création en 1843 de l'ordre indépendant « B'Nai B'Rith », une loge sioniste violente au sein de la communauté juive, revendiquant outrageusement la suprématie sur le Judaïsme. Albert Pike est également en 1867 le fondateur du sinistre groupe raciste et criminel du Ku-Kux-Klan. Albert Pike fut chargé par les Rothschild, qui le finançaient, de dévier tous les rituels et de donner une coloration luciférienne à la doctrine maçonnique en plagiant le « Dogmes et Rituels » du sulfureux ésotériste français Eliphas Levi.

---

[31] William Guy Car, Pawns in the Game, traduit en français par Des pions sur l'échiquier, LENCULUS, Paris, 2010.

René Guénon dénonce l'imposture de Pike et ses rapport à Levi en trois accusations fondées.

Albert Pike n'est qu'un auteur minable, tout juste capable de plagier un magicien noir assumé comme Eliphas Levi et de fréquenter les agents secrets instigateurs de ce qui allait devenir le new-âge:

« Disons à ce propos que le général Albert Pike, grand-maître du Rite Ecossais pour la juridiction méridionale des Etats-Unis (dont le siège était alors à Charleston), fréquenta aussi Mme Blavatsky vers cette époque (...) Nous ajouterons, puisque l'occasion s'en présente, que la réputation d'Albert Pike comme écrivain maçonnique a été très surfaite : dans une bonne partie de son principal ouvrage, Morals and Dogma of Freemasonry, il n'a fait que démarquer, pour ne pas dire plagier, le Dogme et Rituel de la Haute Magie de l'occultiste français Eliphas Lévi[32] ».

Guénon ajoute que ce plagiat a influencé d'autres auteurs du futur niou-edge (la version pour le vulgaire et le populaire de l'Illuminatisme bavarois), ce qui fait de Pike un auteur sans aucune valeur intellectuelle et même dangereux :

« Les ouvrages d'Eliphas Lévi, quoique beaucoup moins profonds qu'ils ne veulent en avoir l'air, exercèrent une influence extrêmement étendue : ils inspirèrent les

---

[32] René Guénon, *Le Théosophisme*, chapitre II – Les origine de la Société théosophique

chefs des écoles les plus diverses, comme Mme Blavatsky, la fondatrice de la Société Théosophique (…) tout comme l'écrivain maçonnique américain Albert Pike, et comme les néo-rosicruciens anglais[33]. »

Il conclue que les écrits de Pike et ces groupes ne sont que fumisteries, basées sur des falsifications et des inventions de Lévi et d'autres « illuminés » :

« Nos lecteurs savent quelles réserves nous avons à faire sur les œuvres d'Eliphas Lévi ; il convient d'ailleurs de ne prendre ce qu'elles contiennent que pour l'expression de « vues personnelles », car l'auteur lui-même n'a jamais prétendu revendiquer aucune filiation traditionnelle ; il a même toujours déclaré ne rien devoir qu'à ses propres recherches, et les affirmations contraires ne sont en somme que des légendes dues à des admirateurs trop enthousiastes. Dans le présent livre, ce qu'il y a peut-être de plus intéressant en réalité, bien qu'à un point de vue assez contingent, ce sont les détails vraiment curieux qu'il donne sur certains « dessous » de l'époque à laquelle il fut écrit ; ne fût-ce qu'à cause de cela, il méritait certainement d'être réédité. Dans un autre ordre, il y a lieu aussi de signaler certains des documents qui y sont joints en appendice, notamment les figures hermétiques de Nicolas Flamel, dont on peut cependant se demander jusqu'à quel point elles n'ont pas été « arrangées », et la traduction de l'Asch Mezareph du juif Abraham ; pour cette dernière, il

---

[33] René Guénon, L'Erreur spirite, Partie 1, chapitre V – Spiritisme et occultisme

est fort à regretter que la provenance des fragments qui sont donnés séparément comme compléments des huit chapitres ne soit pas indiquée expressément, ce qui eût été une garantie de leur authenticité ; la reconstitution de l'ensemble du traité n'est d'ailleurs présentée que comme « hypothétique », mais il est bien difficile de savoir dans quelle mesure les copistes qui l'auraient « morcelé pour le rendre inintelligible » en sont responsables, et quelle y est au juste la part d'Eliphas Lévi lui-même[34] ».

Ce qu'ont visé les Illuminés, c'est en réalité falsifier la franc-maçonnerie et fabriquer le new-age pour préparer ce qui devrait être la religion universelle de leur Nouvel Ordre Mondial. C'est religion ou plutôt pseudo-religion est conçue comme l'adversaire de toutes religions authentiques. C'est à ce titre qu'elle ne pourra être que « satanique », quelque soit son contenu et son adoration affichée et désopilante pour Lucifer.

Dans son délire d'inspiration cabalistique intitulé « L'Antéchrist », le philosophe du nazisme Frederich Nietzsche affirme que les valeurs occidentales nées du Judaïsme, du Christianisme et de l'Islam, puis évidemment du Bouddhisme, sont des obstacles aux progrès de l'humanité et des Lumières. Il les juge pessimistes dans leur ambition de ne pas se satisfaire de ce monde et de viser l'au-delà. L'auteur sataniste propose donc une alternative radicale : le retournement pur et simple et

---

[34] René Guénon, Le Théosophisme, comptes rendus de livres, février 1940

« l'inversion de toutes les valeurs » de l'occident et de ses religions. A la place, il proclame l'avénement de son « sur-homme » - « l'aryen » de Karl Ritter dont le culte sera vendu par le « juif » khazar Adolf Hitler et sa bande de dégénérés financés par les Rothschild - et évidement la mort de Dieu et le triomphe de « l'homme lumière ».

B. Le luciférianisme,

Lucifer ou Eblis est dans le contexte biblique et coranique un ange-lumière déchu en génie (« djinn »), après qu'il se soit révolté contre Dieu (Isaïe XIV, Luc 10:18 et en l'Apocalypse 9:1-11). La justification de cette révolte est selon le Coran que la création était parfaite sans l'homme, et que ce dernier n'est qu'un bouseux, susceptible de générer du désordre. Banni de la proximité du trône divin, Lucifer est devenu un satan, un adversaire de l'homme et de Dieu.

Le luciférianisme comme culte se caractérise par l'accord avec la pensée luciférienne. L'homme est une création ratée, il faut le perfectionner ou le détruire. Cette idée est sous-jacente au marxisme, avec son homme soviétique, et au fascisme, avec son sur-homme. Dans le cadre des divagations sataniques du sionisme, c'est le trans-humain: un homme biologique au mental contrôlé par le psychotronisme et au corps amélioré par des technologies faisant de lui une sorte d'androïde. Le nouvel-homme du nouvel ordre mondial: c'est un zombie psychotroné avec des pièces d'ordinateur dans le corps. Ainsi, la création serait parfaite.

On mesure le niveau d'imbécilité du sionisme, avec son trans-humanisme, au regard des essais soviétiques et nazis de générer ce nouvel homme. On risque fort en vérité d'avoir comme sur-homme une masse de pauvres bougres promis à une version high tech du goulag russe et du camp d'extermination allemand.

Bon nombre de preuves indiquant qu'Albert Pike, comme Adam Weishaupt, était un adepte de Lucifer. En plus de la lettre controversée qu'il adressa à Mazzini en 1871, il existe un courrier authentifié de Pike aux Conseils Palladiens du Rote écossais en date du 14 Juillet 1889. Elle leur explique le dogme luciférien et en particulier les avantages de l'adoration de satan et de Lucifer.

Pike déclare notamment :
« Nous disons à la foule que «nous adorons Dieu».
Mais il s'agit du Dieu que l'on adore sans superstition. La religion devrait être, pour nous tous, initiés des hauts grades, maintenue dans la pureté de la doctrine luciférienne. Oui ! Lucifer est Dieu. Et par malheur Adonaï (le Dieu d'Abraham) est aussi Dieu... car l'absolu ne peut exister qu'en tant que dualité divine. Ainsi, la doctrine du satanisme est une hérésie : la véritable et pure religion philosophique, c'est la croyance en Lucifer, l'égal d'Adonaï. Mais Lucifer, Dieu de Lumière et Dieu de Bonté combat pour l'humanité contre Adonaï, le Dieu des Ténèbres et du Mal ».

On a là un bon résumé du délire des Khazars, qui n'est qu'une forme abâtardie du manichéisme. Cette doctrine pose l'existence de deux Dieux: le dieu de ce monde, satan, et le dieu de l'autre monde, Adonaï.

John Lennon a chanté sans équivoque son hymne manichéen au nouvel ordre mondial en ces termes et ils éclairent bien l'idée générale des déviants :

> « Imagine qu'il n'y ait **aucun paradis**,
> C'est facile si tu essaies,
> **Aucun enfer** en-dessous de nous,
> Au dessus de nous, seulement le ciel,
> Imagine tous les peuples,
> Vivant dans le présent…
> Imagine qu'il n'y a **aucun pays**,
> (…) **Aucune religion** non plus,
> (…) Tu peux dire que je suis un rêveur,
> Mais je ne suis pas le seul,
> J'espère qu'un jour tu nous rejoindras,
> Et que **le monde vivra uni**. »

Négation de la théologie, sentiment d'être apatride, a-religiosité et appel à un ordre mondial mené par un gouvernent unique de zombies sans passé ni futur, vivant dans l'insouciance. On y est. Et il convient donc d'être plus clair sur le manichéisme.

Le catéchisme de l'Eglise catholique est explicite : nous assistons depuis l'empereur Néron à une accélération vertigineuse de la falsification des religions, dont le pic sera l'affirmation qu'il est Dieu ou Maitreya par « l'antéchrist » pour les sémites ou « le mâra » pour les bouddhistes, un prince de ce monde.

Le texte indique:

« Avant l'avénement du Christ, l'Eglise passera par une épreuve finale qui ébranlera la foi de nombreux croyants (Luc, 18:8 et Mat, 24:12). La persécution qui accompagnera son pèlerinage sur terre (Luc, 21:12 et Jean, 15:19-20) dévoilant le « Mystère d'iniquité » sous la forme **d'une imposture religieuse apportant aux hommes une solution apparente à leurs problèmes au prix de l'apostasie de la vérité.** L'imposture religieuse suprême est celle de l'anti-Christ, c'est à dire celle d'un pseudo-messianisme où l'homme se glorifie lui-même à la place de Dieu et son Messie venu dans la chair » (Catéchisme de l'Eglise catholique, édition 1998, p. 675).

Le manichéisme est historiquement un courant de pensée attribué à l'évêque Mani, un perse du IIIe siècle. Il a été protégé et financé par le roi perse Shapur 1er, qui y voyait un moyen de renforcer son autorité et son pouvoir face à Rome et l'Inde. Le manichéisme a été conçu comme une synthèse du Zoroastrisme perse, du Bouddhisme, de doctrines hindoues et du Christianisme (oriental).

La doctrine s'est diffusée d'ouest en est, jusqu'en Chine où elles été vue hélas comme une forme de Bouddhisme hétérodoxe. Le manichéisme est surtout connue en Europe au travers des réfutations de saint Augustin, qui en fut initialement sectateur avant d'abjurer.

Cette religion syncrétique fut décrétée hérétique en 297 en occident. Les Ouïgours, des cousins génétiques de nos pseudo-juifs ashkénazes - en réalité des Khazars parents des Huns - se convertirent massivement au manichéisme au VIIIe siècle. Jusque vers l'an 1.000, il s'épanouit en Mongolie et finit par entrer en Chine, où il produisit une guerre civile. Cette propension a une cause, inhérente à cette pseudo-religion.

La doctrine manichéenne est dualiste. Elle oppose un principe du mal à un principe du bien, irréductibles. Les deux apparaissent simultanément dans le processus cosmogonique. Mani place ainsi en face à face satan, le dieu des ténèbres, et Adonaï, le dieu de la lumière.

Leur relation s'articule en trois temps distincts:
1. Lors de l'époque antérieure, la division est totale et les deux mondes co-existent sans rapport.
2. Vient une période de mélange où l'humanité apparait et se place au coeur de luttes entre les deux pôles du bien et du mal.
3. Enfin, dans le temps postérieur, les âmes humaines reposent dans la lumière en un seul corps et un seul esprit éternel.

Cette division temporelle et spatiale engendre plusieurs conséquences:
1. L'homme est vu comme un binaire irréductible, composé d'un corps mortel de ténèbres et d'un esprit

immortel de lumière, dont la combinaison produit son âme.

2. L'homme entretient un contact avec Dieu comme satan, ce qui revient à satisfaire les deux dieux d'un pied d'égalité pur pouvoir se développer et exister.

3. Toutefois, par le détachement des choses matérielles (vues comme mauvaises) et notamment de la sensualité (vue comme dangereuse), l'homme peut se préparer à la vie éternelle dans la lumière. S'il n'y parvient pas, son âme se réincarnera en emportant avec elle ses mémoires.

L'hérésie est donc quintuple du point de vue chrétien, hindou et bouddhiste:

1. attribuer la création à aucune cause divine mais
2. poser l'apparition de deux dieux immémoriaux,
3. rendre un culte à satan pour les choses matérielles,
4. faire de la lumière préternaturelle une fin et
5. faire croire à une réincarnation d'âmes éternelles.

On se demande où Mani est allé pêcher tout cela et comment une telle doctrine a pu avoir un tel succès!

C. Le traditionalisme et la superstition.

Une tradition spirituelle se compose d'un noyau ésotérique, composé de la révélation au fondateur de la religion et d'un ensemble signes et symboles signifiants. Elle s'exprime par des cultes religieux ou exotériques et engendre la culture, avec ses us, ses coutumes et son folklore (la manière dont le peuple les reçoit).

En soi, la culte et la culture n'ont aucune valeur si l'élite qui a accès à la révélation et aux signes et symboles vient à disparaitre. La tradition devient alors une croyance, avec un ensemble d'éléments épars survivant, d'où le terme « superstition » (ce qui survit).

Le traditionalisme est une tendance psychologique à vouloir conserver les cultes et la culture alors que la révélation a été oubliée et les signes et symboles ne sont plus compris.

Le danger de cette attitude de conservation sans l'esprit est qu'elle peut conduire à l'idolâtrie, en particulier des formes extérieures de la religion, de la culture et de la nation. Associés à la découverte du domaine préternaturel lors d'expériences mystiques incontrôlées ou sous le coup d'une contre-initiation, ces éléments peuvent prendre une coloration luciférienne. En termes modernes, ils peuvent faire « tilt », éclairer un sujet et donner un sentiment sur la question, mais cet état d-ne permet pas une réalisation intégrale authentique permettant d'embrasser toute la tradition. Le luciférianisme est ceci: une vue partielle de la vérité, encombrée d'erreurs.

Au final, se produisent des inversions qui constituent à proprement parler le satanisme. La religion peut être comprise et pratiquée à l'envers, ce qui produit des effets opposés non de libération mais d'aliénation. Idem avec les cultes, la culture et la folklore.

Pour éviter ce risque, les nouvelle révélations prennent en général soin de détruire tout ce qui subsiste de celles qui les ont précédées, dans la mesure où elles sont obsolètes.

Parvenu à l'oubli de la révélation chrétienne et la perte des initiations sous le coup de la réforme protestante, de sa rationalité et des confusions cartésiennes, l'Occident s'est vu exposé au luciférianisme et surtout au satanisme. Outre le rejet de la métaphysique et l'obsession pour le monde et l'activité de création de machines, les modernes ont opéré un retournement et un travestissement des trois types d'initiations de castes, dont on voit bien qu'elles ont donné naissance aux trois grenouilles de l'apocalypse: marxisme, fascisme et sionisme.

Nous allons voir cela mais avant considérer les cinq hérésies, telles que dénoncés dans le catholicisme romain.

Section 2. Les cinq hérésies modernes sont des distorsions élémentales : nationalisme, libéralisme, maçonnisme, modernisme et marxisme.

Une révélation du Christ à la bienheureuse Anna Maria Tegi lui apprit que « le temps de la Purification serait abrégé lorsque les cinq arbres d'hérésie qui infestent la forêt seraient déracinés. Ces cinq arbres sont : le nationalisme, le libéralisme, le maçonnisme, le modernisme et le socialisme »[35].

Il n'est pas difficile de voir dans ces cinq fruits pourris une distorsion de la dynamique des cinq éléments et des sept énergies astrales lorsqu'elles sont en excès :

1. Le nationalisme est avant tout un problème d'espace, lié à l'expression en excès du tandem Soleil / Jupiter. La confiance aveugle dans la nation, l'aplomb des nationaux à affirmer leur culture, leur ambition de domination, leur folie des grandeurs à vouloir s'imposer et l'hyper-organisation administrative et guerrière des Etats-nations prouvent bien que l'élément Espace est distordu et que les deux énergies solaire-jupitérienne sont en excès. Le nationalisme mène à la plus incroyable perte d'intelligence omniprésente qui se puisse concevoir : le fascisme. Dans ce système, l'Etat-nation vient le seul être réel, les individus et la société

---

[35] Une révélation citée par le P. Bessières S.J. dans sa biographie d'Anna-Maria Taïgi — DDB 1936 — page 188.

n'étant que des moyens pour lui de parvenir à se maintenir. Et code maintien ne peut être qu'autoritaire et criminel.

2. Le libéralisme est une distorsion de l'air, liée à l'expression de l'énergie vénusienne. Il se met en place sur la base de la nation, comme l'a bien démontré le pays du libéralisme : les Etats-Unis. les nations européennes, formées à la fin du moyen-âge, y ont vécu une rêverie idéologique basée sur le marché, comme souverain des rapports humains dans la cité. L'enthousiasme exagéré des colons, leur recherche du plaisir et les rêveries égalitaristes ont donné naissance à une civilisation monstrueuse, où la recherche du profit a perverti tous les rapports, saccagé l'environnement et produit au final une des formes les plus dangereuses de luciférianisme : l'Illuminatisme mondialiste.

3. Le maçonnisme est la forme qu'a prise cet Illuminatisme, au grand damne des maçons. Il est la conséquence d'une distorsion du feu et de l'énergie astrale de Saturne. La valorisation de la pensée critique et discursive, l'orgueil intellectuel et la rigidité des principes constitutionnels américains ont conduit à une expression saturnienne inversée : le maçonnisme menace de tuer et manger ses propres enfants, à l'image du dieu infanticide Chronos / Saturne des Gréco-Latins. Sous prétexte de lutter contre la sur-natalité, menaçant soi-disant les écosystèmes naturels et leur domination sur le monde, les élites illuminées en sont venues à théoriser un moyen d'exterminer l'humanité et de la ramener à 500 millions. Ce programme a été inscrit dans le granit des « Guide Stones », un monument érigé

en Géorgie aux Etats-Unis par la secte des pseudo-Rose
+Croix, une des formes du maçonnisme anglo-saxon. Il est
signé RC Christian, c'est à dire une inversion du nom du
célèbre templier Christian Rozenkreutz ou Chrétien de
Rose+Croix.

4. Le modernisme est une distorsion de l'Eau et de
l'énergie de Mercure. Il fonctionne sur une dynamique
d'excès : l'instabilité dans une civilisation où le progrès
technique est érigé au rang de culte et produit un tourbillon
de biens sans cesse périmés et remplacés. La tromperie
est alimentée par la publicité et les clichés des productions
médiatiques. La science ne vise plus la sagesse mais est
animée par une curiosité malsaine à étudier les moindres
détails du concret et de l'invisible, du monde proche et de
univers lointains. Les échanges liés à Mercure sont
pervertis par une âpreté au gain sans limité. Maladie,
guerre, éducation, fonctions régaliennes de l'Etat, tout est
bon pour faire du fric, avec son côté corrupteur et
dissolvant. Nos contemporains sont malades de l'argent
liquide, jusqu'à en avoir fait une impulsion électronique
échangée à la vitesse de l'éclair.

5. Enfin, le socialisme est le système le plus pervers qui
soit, basé sur une distorsion de l'élément Terre et les
énergies astrales de Mars et la Lune. Les régimes
marxistes sont des systèmes martiaux, animés par la lutte
des classes et l'agitation politique permanente dans
l'irascibilité, agressivité et les querelles sociales. La
disposition à oser et à entreprendre de Mars est menée de

manière téméraire, sans réflexion et sans prudence, jusqu'à aboutir à un désastre économique et nucléaire comme l'URSS. Parvenue à une expression en tant excès, on retrouve dans la Russie post-soviétique toute les tares de l'énergie astrale lunaire en excès : la débauche des prostituées venues de l'Est, l'ivrognerie légendaire des Russes et l'attitude puérile des oligarques à ne privilégier que leur bien-être. La société martienne et lunaire produite par le marxisme léninisme et menée par Staline puis Mao a directement mené à la situation contemporaine de ces deux grands groupes humains et géographiques : l'excès et la démesure.

A. Le nationalisme (le fascisme, le nazisme et le sionisme).

Le nationalisme est une idée politique antérieure aux Lumières, apparue au XIIIe siècle mais qui n'atteint son apogée qu'à la fin du XVIIIe siècle. Son objectif est de légitimer l'existence d'un État, associé à chaque nation et pour chaque peuple, indépendamment de la personne du souverain et de la couronne.

Les deux systèmes sont donc en concurrence, affrontant d'une part la conception royale chrétienne et d'autre part le droit romain des personnes morales. Le concept de nation de sédentaires fut créé dans les milieux laïcistes de l'Islam espagnol, par des juifs et musulmans, notamment le philosophe Averroés que les idéologues des Lumières traitent comme prédécesseur. Le nationalisme s'est érigé en opposition à la royauté chrétienne, en vue de déclarer la souveraineté des peuples contre celles des rois croyants.

Le « peuple souverain » au sein de « la nation » décide seul de la religion qu'il pratiquera (ou non) et de la personne de son souverain, c'est à dire de qui le gouverne. Cette astuce permet de le pousser à en décider et à en assumer seul la terrible responsabilité pourvu que l'on en est les moyens d'influer sur les masses, de corrompre les leaders d'opinion et ainsi l'orienter la société, sans pour autant passer par le coup d'Etat. L'élection est un vrai piège à cons, qui par le biais du mandat permet de faire endosser au peuple la responsabilité des actes des dirigeants. Une arnaque bien vendue... mais une arnaque tout de même.

Ainsi les banquiers illuminés ont utilisés la nation parce qu'elle lui permettait via les médias et le crédit, d'orienter la population en lui faisant croire qu'elle se gouvernait elle-même en tant que nation. Ils pouvaient donc commettre les pires horreurs et en laisser la responsabilité aux dirigés. Et ils le firent!

L'ONU, l'organisation des nations unies dont le siège est bâti sur un terrain des Rockefeller à New-York, ville qui n'est pas la capitale administrative des Etats-Unis mais le siège de sa bourse. Son apparition marque le triomphe de la première étape du plan de Weishaupt: diviser les peuples en nations souveraines, les gouverner par la terreur et la dette puis les réunir en une organisation dominée par les Illuminés, à laquelle elles abandonneront au final leur souveraineté lors de l'avènement du gouvernement mondial luciférien.

Ce processus est échelonné en zones géographiques pyramidales où des entités déjà supranationales désossent les Etats-nations : Union Européenne, Union du Pacifique, Aliéna, Mercosur, ... créées sous l'égide des banquiers depuis 1957 et obtenues via des élections. L'illuminé décide mais c'est l'électeur qui paiera la note. Elle est abyssale, comme la dette publique des « démocraties »!

Outre ce problème de responsabilité, le nationalisme repose sur trois erreurs et leurs conséquences, qui le rendent satanique, c'est à dire en opposition à la dignité de l'homme et la volonté de son Créateur.

1. La nation ne peut étymologiquement désigner que des nomades, liés par les femmes en un groupe ethnique stable, et en aucun cas des sédentaires. En le faisant, on sape à sa base la civilisation, qui est par nature un creuset où se rassemblent des hommes de toute origine ethnique et géographique en vue d'un projet commun de sédentarisation où le lien de sang n'intervient pas mais celui de sol.

Le droit du sol est donc l'attribut des sédentaires et le droit du sang celui des nomades. En valorisant le rattachement à la nation (au sang) et non au sol, on rend les castes héréditaires, ce qui en paralyse à terme le fonctionnement. Dés lors, n'importe quel dégénéré ou bâtard va occuper les fonctions d'une caste sociale par héritage sans en avoir les qualités psycho-subtiles et induire des distorsions dans l'organisation. Il se produit alors une confusion des castes, dans la mesure où elles sont désormais composées d'êtres n'ayant pas la nature psycho-subtile requise et qui vont donc y générer des désordres d'abord fonctionnels puis organiques.

La Déclaration du 4 août 1789 en France est un exemple de dégénérescence d'une caste (la noblesse), dont les bâtards et les apostats vont jusqu'à abolir ce qui fait son existence même: ses devoirs. La nation peut alors se déclarer souveraine et imposer son droit, en opposition à la loi divine.

On observe à ce titre que plus l'hérédité s'impose et plus l'initiation régresse. De la sorte, à la fin du XVIIIe siècle, il ne subsistait déjà plus de caste à part entière et les initiations avaient toutes disparues ou presque en Europe. Il ne survivait que les initiations de métiers moribondes, notamment la maçonnerie opérative dans le Compagnonnage, et la maçonnerie spéculative, qui avait déjà été infiltrée par les Lumières et utilisée comme sphère de diffusion des idées de l'antéchrist et de sa synagogue de satan, annoncés par la Bible et le Coran.

Cette situation faisait les affaires des banquiers: la confusion psychique au sein des castes leur permettait de diffuser leur doctrine mondialiste et d'imposer un ésotérisme dévié à leur service dans la maçonnerie. En parallèle, les individualités les plus anti-traditionnelles étaient gratifiées de crédits et les bons chrétien poussés à la ruine. Diabolique mais efficace…

2. En détachant le pouvoir de la personne du souverain, on crée l'Etat, ce qui conduit à rendre possible l'élimination de la royauté et son remplacement par l'oligarchie ou la tyrannie selon le schéma de Platon.

Le mécanisme a été crée sciemment. Il a largement profité aux Capétiens qui ont adopté le nationalisme pour s'émanciper de l'Empire germanique d'une part et de la Papauté d'autre part. Philippe-le-bel est l'exemple même de cette ambition d'indépendance nationale de son royaume, quitte à se battre contre l'Empereur et d'imposer des anti-papes depuis Avignon. Le roi est ainsi le précurseur de l'illuminatisme, avec la même visée à gouverner le monde. La destruction de l'Ordre des Templiers, qui jouissaient du contrôle monétaire en Occident, a permis leur remplacement par les usuriers juifs apostats. De le sorte, on se demande quel soutien Philippe a pu recevoir de cette communauté, quitte ensuite à la persécuter pour s'en débarrasser une fois son ambition accomplie. Ceci explique certainement des traits de la maçonnerie illuminée.

Le nationalisme et la montée de l'Etat central français au cours des siècles qui suivront se retourneront contre les Capétiens, dont l'un des leur sera un fervent illuminé et maître du Grand orient de France: Philippe Egalité (Louis-Philippe d'Orléans, (1747-1793), cousin du Roi. Il votera la décapitation de Louis XVI et jouera un rôle plus que symbolique dans la Révolution française.

Décapité en 1793, c'est son fils Louis-Philippe (1773-1850) qui réalisera son rêve: devenir le chef de la nation française comme « roi des Français » et non plus « roi très chrétien » sacré par le Pape à Reims. A sa mort, la nation française tomba de nouveau dans les mains des Bonaparte puis des présidents directement imposés par les banquiers via les élections nationales. Le président actuel de la France est ainsi un ancien employé de la banque Rothschild.

3. En déclarant la souveraineté du peuple en la nation, on s'oppose à Dieu qui exerce sa souveraineté par l'intermédiaire des rois très chrétiens et s'exprime via les Papes, vicaires du Christ.

Le nationalisme est donc à sa base l'ambition de détacher le pouvoir politique de la couronne - légitimée par Dieu en son Pape - pour le confier à la nation. Dés lors, il est plus facile d'usurper ce pouvoir, tout en donnant l'illusion au peuple qu'il se gouverne lui-même pour le tenir tranquille. Il en est d'ailleurs si flatté qu'il ne réalise même pas le bourbier dans lequel il s'enfonce.

La démocratie, selon le schéma de Platon, est le meilleur moyen pour l'oligarchie financière d'accéder à son rêve de tyrannie. Elle ne peut le faire qu'en fabriquant la nation. De la sorte, il n'est pas étonnant que le nationalisme soit considéré par le Catholicisme romain comme une hérésie, outre le fait que la nation soit érigée en idole et exige son lot de sacrifices humains.

Les monuments aux morts présents dans tous les villages de France pour commémorer le sacrifice de ses enfants en 1914 et 1939 portent les mentions « morts pour la nation » ou « morts pour la France ». On devrait écrire « morts pour la république des banquiers illuminés », ou « assassinés par et pour banques et les vendeurs de canon » comme l'indiquait Jean Jaurés.

Le nationalisme, de par sa nature idolâtre, a amené au fascisme, qui n'est que l'affirmation paranoïaque de la nation. A ce titre on doit mentionner le rôle de Karl Ritter, sorte de pendant de Karl Marx, dans l'élaboration conceptuelle du nazisme.

La nation est ainsi devenue une idole solaire et jupitérienne, générée à dessein depuis le XIIe siècle dans les milieux de ce qui allait l'Illuminatisme, essentiellement les apostats du Judaïsme puis du Christianisme. J'ai pu indiquer plus haut son caractère nocif. Elle le deviendra encore plus lors de l'avénement du fascisme, qui conjugue nationalisme et ambition totalitaire de l'Etat en réaction à l'empire du capital libéral.

Envisager le fascisme sans parler de Karl Ritter est assez difficile, même si tous les universitaires modernes du monde le font. J'y viendrai. Ce que me préoccupe plus n'est pas la manière dont cette idéologie est apparue, ni avec l'aide de quel agent. Le national fascisme est avant tout pour moi une dégénérescence de l'initiation de la noblesse, en particulier des propriétaires fonciers.

Ce n'est pas un hasard si les fascismes italien et allemand ont pu séduire des aristocrates et des petits propriétaires, que le grand capital apatride avait ruiné ou presque depuis la Révolution française et son exportation partout dans le monde. De même de certains prélats catholiques, dans la mesure où le marxisme menaçait les biens de l'Eglise. Pour beaucoup, Hitler et Mussolini sont passés pour un moindre mal face aux horreurs de Lénine et Staline en Russie et en Espagne. En 1940, le choix était: Rothschild (Churchill), Staline ou Hitler. Le pied!

L'initiation dans la noblesse vise traditionnellement à l'image de la maçonnerie pour les maçons à transmettre aux chevaliers ce qui est nécessaire à l'exercice de leurs fonctions de défense et d'administration du royaume. Les outils comme l'épée et le maillet, des gestes comme l'adoubement et l'accolade ainsi que des sciences guerrières et administratives y étaient transmises.

Le philosophe grec Platon est sans doute celui qui a le mieux théorisé ce que devrait être l'éducation de la noblesse dans son essai « La République ». Il y décrit les enseignements de nature à favoriser l'émergence, le développement et le maintien des qualités nobiliaires. Dans son discours « Le banquet », on approche de plus prés le rôle de l'initiation et de la transmission, notamment par l'amour pédérastique et l'agape. Certains de ces éléments ont pu être introduits dans l'initiation maçonnique par les aristocrates venus y spéculer. Les hauts grades portent ainsi la trace des doctrines de Platon et des fonctions dans la noblesse (les titres et les emblèmes).

L'amour pédérastique, l'agape et l'importance donnée à la transmission militaire et administrative ont pu s'inverser dans le fascisme, par décadence et dégénérescence des initiations nobiliaires. L'homophobie, l'hygiénisme naturaliste et le rôle donné aux fonctionnaires de l'Etat totalitaire portent la marque de fabrique de cette inversion, donc du satanisme.

Tout comme la Révolution française fomentée par les Grands Orients a persécuté les maçons refusant d'entrer dans les clubs révolutionnaires, le nazisme a vu le jour au sien du Grand Orient d'Allemagne... puis a détruit les loges. Des milliers de maçons sont morts dans les camps.

Karl Ritter (1779-1859), un professeur allemand d'histoire et de géopolitique, fut chargé par les Rothschild d'écrire l'antithèse du Manifeste du parti communiste de Karl Marx, tout comme plus tard Theodor Herzl (1860-1904) de concevoir le sionisme dans son ouvrage « L'Etat juif ». Les trois idéologies reposent sur une même base: la nation et l'Etat. Ce sont un internationalisme de façade exprimé dans le nationalisme soviétique, un nationalisme à visée mondialiste dans le nazisme et un Etat national et international dans le sionisme ambitionnant la domination globale, les trois appuyés sur un Etat totalitaire.

Là où Herzl affirme la race sémitique comme groupe de nomades visant à un Etat, Ritter souligne le rôle de la race aryenne comme fondatrice d'un Etat visant à envahir le monde. Les deux idéologies sont jumelles et fonctionnent sur la même réthorique: athéisme, nationalisme, Etat et domination.

Ritter n'est pas plus chrétien et aryen (donc descendant de Japhet) que Herzl ou Marx ne sont juifs et sémites (de Sem). Les trois sont des descendants de la racaille des Khazars, des asiatiques descendants de Cham, et athées, au moins en façade. Le nazisme fut créé à partir de l'oeuvre de Karl Ritter au sein du Grand Orient d'Allemagne. Le groupe obéissait aux banquiers apatrides, sachant qu'ils n'avaient que eux choix: les servir comme Herzl ou les détruire.

La banque Rothschild imposa un de ses fils comme dirigeant de la secte: Adolf Hitler, petit-fils adultérin d'Adam Rothschild, patriarche de leur branche familiale à Vienne. Le chaman fut assuré de crédits illimités pour mener à bien le projet conçu par Ritter. J'en apporterai la preuve dans la quatrième partie de cet ouvrage sur base de documents des services secrets russes.

Les liens menant de Karl Ritter aux dirigeants nazis sont peu peu connus. Karl Ritter indique dans son oeuvre qu'un petit groupe de banquiers riches, influents et apatrides, avait organisé dés 1773 la franc-maçonnerie du Grand Orient dans le but d'en faire un mouvement international de destruction des royautés et des religions, afin de les remplacer par le chamanisme Tengri et un gouvernement mondial sur le modèle de Genghis Kahn. Merci au passage pour la confirmation.

La totalité de ces banquiers Internationaux étaient d'ascendance khazare, sans considérer le fait qu'ils pratiquaient ou non en apparence la religion juive ou chrétienne ou l'Islam. Ritter eut donc l'idée de les assister en leur permettant de détruire le sémitisme et le danger que pouvait représenter une coalition d'Européens convertis aux religions du Livre (Judaïsme, Christianisme et Islam).

Karl Ritter proposa à la noblesse allemande un séduisant programme de destruction des juifs, des catholiques et des musulmans, en faisant appel au nationalisme. Une fois convaincus qu'ils appartenaient à la « nation supérieure aryenne », les Allemands n'auraient qu'à exterminer les Juifs et la Papauté et diaboliser l'Islam, pour revenir à leur identité première de « Germains »… et ainsi surtout laisser le champ libre aux Khazars.

Selon William Guy Car, le plan était de suivant:
« 1. La domination de tous les pays européens par l'Allemagne. Pour réaliser ce point il suggéra de (…) convaincre le peuple allemand de sa supériorité physique et mentale par rapport aux races sémites (…)

2. Karl Ritter recommanda une politique financière qui empêcherait les banquiers internationaux d'obtenir le contrôle de l'économie allemande et de ses États satellites comme ils avaient obtenu le contrôle économique de l'Angleterre, de la France et de l'Amérique.

3. Il recommanda l'organisation d'une cinquième colonne nazie pour contrer l'organisation communiste «

souterraine ». Son objectif était de persuader les classes moyennes et dirigeantes des pays qu'ils avaient l'intention de dominer, d'accepter le fascisme comme seul antidote au communisme (…)

4. Karl Ritter recommanda froidement la destruction totale du communisme et l'extermination de la « race juive ». C'était essentiel d'après lui, pour obtenir le contrôle final des affaires internationales sous la direction des dirigeants aryens. Il justifia cet argument expéditif par les faits historiques qui prouvaient que les banquiers juifs internationaux utilisaient le communisme pour favoriser leurs propres visées matérialistes et égoïstes (op. cit.) ».

La noblesse allemande, déjà très déchristianisée sous l'effet du Calvinisme (créé par le juif apostat Cohen, dit Cauvin ou Calvin) et de l'idéologie des Lumières, et les milieux catholiques et nationalistes tombèrent dans le piège et crurent trouver dans l'idéologie de Ritter et le nazisme un moyen de lutter efficacement contre le communisme et l'action du grand capital apatride, se prétendant juif et ayant financé le marxisme.

De la même façon, les ouvriers et les paysans avaient pensé légitimement échapper aux conditions aliénantes de le modernité dans le marxisme, modernité qu'ils imputaient à tort à l'aristocratie et au capital bourgeois.

De la même manière les Juifs pensaient échapper à leur sort en se précipitant en Israël, la colonie des Rothschild. En vain… tout le monde s'est fait baiser et ce qui attend les imprudents émigrés en Palestine est absolument monstrueux. Celui que les Romains ont nommé le roi des Juifs, Jésus-Christ, l'annonce à des Juifs:

« Vous verrez celui qu'on appelle «l'Horreur abominable», dont le prophète Daniel a parlé ; il sera placé dans le lieu saint. — Que celui qui lit comprenne bien cela ! — Alors, ceux qui seront en Judée devront s'enfuir vers les montagnes ; celui qui sera sur la terrasse de sa maison ne devra pas descendre pour prendre ses affaires à l'intérieur ; et celui qui sera dans les champs ne devra pas retourner chez lui pour emporter son manteau. Quel malheur ce sera, en ces jours-là, pour les femmes enceintes et pour celles qui allaiteront ! Priez Dieu pour que vous n'ayez pas à fuir pendant la mauvaise saison ou un jour de sabbat ! Car, en ce temps-là, la détresse sera plus terrible que toutes celles qu'on a connues depuis le commencement du monde jusqu'à maintenant, et il n'y en aura plus jamais de pareille. Si Dieu n'avait pas décidé d'abréger cette période, personne ne pourrait survivre. Mais il l'a abrégée à cause de ceux qu'il a choisis. » (Mat, 24:15-18).

Chers frères Juifs, quittez l'Israël du khazar Rothschild et de satan!

En 1989, la Russie était mise au pas, l'indépendance de Staline ayant provisoirement contrarié les plans des banquiers mais tout compte fait, il s'était avéré utile comme épouvantail. Les banksters avaient certes dû accepter un partage du monde avec les marxistes, devenus indépendants, mais ce n'était que situation provisoire, le marxisme n'étant pas viable économiquement. La Chine négocia vite avec ces mêmes banquiers sa survie à la mort de Mao. L'Europe était devenue en 1992 un satellite des USA, sous leur contrôle, l'Allemagne était vaincue, humiliée et dépeuplée. Il fallait encore la repeupler dans les années 2000 avec des Sémites (maintenant des Arabes), pour ensuite remettre un petit coup de génocide.

En un siècle, on était passé d'un monde dominé par la noblesse et sous le contrôle éthique des religions, à une planète où le sionisme avait triomphé du marxisme et du fascisme par le biais du libéralisme.

La dette publique explosa partout, les crises se succédèrent, les conflits liés à la domination du dollar furent incessants et l'ombre de la troisième guerre mondiale se dessine pour embraser de nouveau la planète.

Presque plus rien ne peut désormais s'opposer au pouvoir des Khazars, qui ont placé leurs idéologies et leurs agents dans tous les pays, quitte à organiser eux-mêmes leur opposition pour mieux la détruire selon la théorie du « nid de frelons ». DAESH est une création israélienne[36], même le Pentagone en a fait l'aveu public, destinée à gérer le

---

36 Afrique Asie, Le général américain Wesley Clark : « Daesh est une création israélienne », à http://www.afrique-asie.fr/le-general-americain-wesley-clark-daesh-est-une-creation-israelienne/

Hezbollah iranien et à ficher les Occidentaux sensibles à l'argumentaire sémite[37].

Faisons encore remarquer que quatre pays ont une banque centrale échappant au contrôle direct ou indirect des Rothschild: Cuba, la Syrie, l'Iran et la Corée du Nord. On comprend mieux pourquoi ces pays sont les derniers dans « l'axe du mal », tel que défini par les « démocraties ». La Russie de Poutine[38] vient d'ailleurs de rembourser ses dettes à la banque Rothschild et celles de trois de ces pays et d'autres .

« En 1994, la dette de l'ancienne URSS était de près de 105 milliards de dollars. La plus grande partie de ce montant (plus de 47 milliards de dollars) a été accordée au Club de créanciers de Paris. C'était un bassin de 19 créanciers, principalement dans l'Ouest, y compris les États-Unis et le Royaume-Uni (CQFD: l'URSS était financée par l'ouest) (...) En 2014, la Russie a effacé plus de 30 milliards de dollars de la dette de Cuba, qui représentait 90% du passif total (...) La Russie a également annulé la dette de l'Irak de 21,5 milliards de dollars, la Mongolie (11,1 milliards de dollars), l'Afghanistan

---

37 Le Figaro, États-Unis : le Pentagone a déboursé des millions de dollars pour de fausses vidéos djihadistes, à http://www.lefigaro.fr/international/ 2016/10/04/01003-20161004ARTFIG00094-etats-unis-le-pentagone-a-debourse-des-millions-de-dollars-pour-de-fausses-videos-djihadistes.php

38 Réseau international, Poutine efface la dette finale de la Russie à Rothschild détenue par les banques centrales, à https:// reseauinternational.net/poutine-efface-la-dette-finale-de-la-russie-a-rothschild-detenue-par-les-banques-centrales/

(11 milliards de dollars) et la Corée du Nord (10 milliards de dollars), ainsi que des dettes de 20 milliards de dollars de la part de plusieurs pays africains ».

Poutine patriote russe ou Poutine agent khazar des Rothschild ? Ah, ah, ah! Suivez l'argent…

B. Le libéralisme (le matérialisme, le juridisme).

Le libéralisme est une autre idée issue de la philosophie des Lumières. Elle est fondée à son origine sur une règle: s'opposer au pouvoir royal par le biais de la formulation des droits individuels, soi-disant détenus par les membres de la nation. Chaque individu jouit de droits fondamentaux, qui vont régir son rapport à autrui et à l'Etat-nation.

On oppose classement le libéralisme politique au prétendu « arbitraire royal », alors que le souverain utilise son libre-arbitre en accord avec la foi chrétienne pour édicter les lois et procéder aux jugements. Pour les libéraux, le droit doit l'emporter sur la morale chrétienne et le pouvoir objectif du roi. De la sorte, le libéralisme a justifié des comportements immoraux et sacrilèges, dans la mesure où ils ne menaçaient ni l'Etat, ni la nation.

Par exemple, l'usure interdite par le monothéisme et l'impiété menaçant la cohésion psychique de la société ont pu s'imposer sans problème grâce au libéralisme. Rien n'interdit de laisser crever un pauvre ou d'exploiter les paysans et les ouvriers dans les conditions d'aliénation de la production moderne, dans la mesure où l'Etat est sauf et que la nation en ses législateurs ne s'y oppose pas. De tels abus ont évidemment préparé le lit du marxisme, qui s'y substitué à la religion comme promesse d'émancipation.

La paternité du libéralisme politique est donnée généralement à John Locke, un juif anglais et averroïste du

XVIIe siècle, en particulier car il est l'auteur d'une « Lettre sur la tolérance ». Le philosophe appartient à une des écoles issues de la pensée de René Descartes. Dans son « Essai sur l'entendement humain », il bâtit une étrange éthique scientifique s'opposant tant au matérialisme de Hobbes qu'à la théorie des idées innées soutenue par Descartes.

Sa théorie de la connaissance est qualifiée « d'empiriste » car il considère que l'expérience est à l'origine de la connaissance et non la Révélation divine et de l'hérédité (la faute d'Adam). Elle est une machine de guerre contre le Christianisme et le philosophe pousse même le bouchon jusqu'à suggérer que le parlement (les pouvoirs civils élus) devrait décider de la religion de la nation, la fabriquer si besoin est et en imposer la pratique. On n'est pas en URSS mais les graines sont semées: l'Etat de droit comporte en son sein les germes de l'Etat totalitaire... au nom de la liberté. Evidement, c'est une liberté contre Dieu, mais plus du tout le libre-arbitre chrétien. Et quelle liberté?

Le libéralisme économique est l'application des principes du libéralisme politique dans le domaine des échanges et de la production de biens. Pour elle, les droits de l'homme supposent :
- des libertés économiques basées sur le libre-échange sans taxe royale ;
- la liberté d'entreprendre contre les corporations de métier et leur éthique chrétienne ;

- le libre choix de consommer des produits au mépris des règles religieuses ;
- et l'existence d'un marché libre où le citoyen-libre peut vendre sa force de travail au plus offrant. Dans ce contexte, le pouvoir royal doit être aussi limité que possible, les seules limitations pouvant être imposées par la nation en ses élus dans l'intérêt de l'Etat.

Les libéraux consacrent ainsi la valeur suprême du capital sur la morale religieuse et l'organisation traditionnelle des castes dans la société de sédentaires, ainsi que sa domination sur le travail et la propriété foncière. On range ces hurluberlus sociopathes en deux familles.

Pour les libéraux classiques comme Condillac, Locke et Turgot, le libéralisme économique est l'application dans le domaine économique des principes fondateurs du libéralisme : émancipation du pouvoir royal, individualisme et consécration de la propriété en capital.

Pour y parvenir, ils demandent la limitation plus ou moins grande voire totale des interventions religieuses et royales dans le champ de l'économie. Le pouvoir politique et l'autorité religieuse n'auraient ni la légitimité, ni l'information nécessaire pour prétendre savoir mieux que les consommateurs ce qu'ils peuvent ou doivent consommer ou pour prétendre savoir mieux que les producteurs ce qu'ils peuvent ou doivent produire. Ni règle protégeant la société, ni éthique religieuse, le consommateur est seul face au marchand cupide et athée.

Le marché décide ainsi de ce qui doit être produit et vendu, quitte pour le plus malins à orienter les consommateurs par la publicité, vraie ou mensongère, ou créer des besoins artificiels ou immoraux. Vendre et produire sans aucune règle éthique, ni souci de la société aura conduit aux usines à viande, à la déforestation suicidaire et aux pires sandales sanitaires.

Peu importe, la nation est libre! Le peuple est souverain, comme le consommateur. Mais on voit bien qu'en réalité cette souveraineté est factice et fait le jeu du capital.

Les libéraux modernes comme Raymond Aron, Benedetto Croce, Karl Popper et Adam Smith, tous issus de familles de juifs apostats, sont plus sensibles que les libéraux classiques aux « défaillances du marché ». De ce fait, ils diffèrent quant aux limites exactes à fixer aux interventions de l'État-nation: plutôt que de l'exclure, il faut en faire un élément régulateur des excès.

Ils ont ainsi fait beau jeu aux théories marxistes et fascistes, selon lesquelles l'Etat doit dominer le capital et le mettre au service du prolétariat et de la nation, sans quoi il devient totalitaire. L'électeur a ainsi le choix entre trois formes de tyrannies: le capital totalitaire avec ou sans Etat, l'Etat marxiste totalitaire ou l'Etat fasciste totalitaire… au nom de la liberté. Quel choix!

Les libéraux modernes ont surtout récemment justifié le fait que les défaillances des marchés de capitaux doivent être assumés par l'Etat et in-fine les contribuables, c'est à dire les travailleurs et les propriétaires fonciers, les capitaux étant libres et peu fiscalisés à notre époque. La crise de 2007 qu'ils ont sciemment organisée avec un système d'usure proposé aux travailleurs pauvres leur a permis de faire le plus gros hold-up fiscal de l'histoire. Les propriétaires fonciers et les travailleurs ont été ruinés puis endettés en tant que contribuables, tandis que les banquiers qui s'étaient enrichis par la spéculation sur des dettes courriers ont vu leur pertes assumées par les deux premiers. Bien entendu, au nom de la liberté des capitaux.

Le libéralisme est une arnaque, dont l'ambition est de déposséder non seulement la nation, son Etat mais aussi les citoyens travailleurs et propriétaires fonciers au profit des détenteurs de capital. Nul besoin de rappeler que toutes les encyclopédies le consacrent comme fruit des Lumières, on s'en doute bien!

Toute ceci est fait chaque jour, sans que personne ne proteste que les fascistes au nom des petits épargnants et les marxistes au nom des travailleurs. Le parlement de la nation reste de marbre et le casino continue, l'Etat étant contrôlé par et pour la finance via la corruption, le chantage et le meurtre.

Ce capitalisme mondialiste est dirigé par la City et Watt Street, où dominent ce qu'il est convenu d'appeler depuis la crise de 2007 : les « banksters ». Cette situation s'est consolidée bien avant et de siècles en siècles depuis l'Empire romain, avec une accélération depuis le dictateur anglais Cromwell, la Révolution française et le président américain Wilson. On impute généralement la cause de cette situation au club de banquiers réuni en 1910 sur leur île de villégiature Jekyll island en Géorgie (USA) et nommé depuis « groupe de Jekyll island ».

Dans sa démonstration « La créature de l'île Jekyll », l'auteur américain Edward Griffin a mis en lumière les conditions de la création de la Réserve Fédérale et de la réforme des contributions aux USA. Il décrit notamment comment le monopole de création de la monnaie fiduciaire aura permis à un petit cercle de banquiers escrocs de contrôler les institutions américaines, en achetant l'autorité et l'emprise des gens qui les dominent par la monnaie de singe qu'ils créèrent grâce à la Réserve Fédérale.

En 1910 donc, ce petit cercle de millionnaires de New York, dont J. P. Morgan, William Rockefeller et leurs associés, possédait l'île Jekyll en totalité et leurs familles venaient y passer les mois d'hiver, l'Etat américain de Géorgie leur rappelant leur Khazarie natale (à cheval sur le Kazakhstan et la Géorgie). L'île servait de lieu de vacances et on l'appelait le Club de l'île Jekyll. On y retrouve encore un pavillon où se trouve une pièce spéciale. Sur la plaque de laiton fixée à la porte de cette salle, on peut lire :
        « Le système de la Réserve fédérale fut créé dans cette pièce ».

La preuve est là. Qui sont ces banquiers et qu'y ont t-ils planifié ? Edward Griffin en donne la liste et les fonctions. William Guy Car est plus précis sur les intentions.

Les conspirateurs de Jekyll island furent :

1. Le sénateur Nelson Aldrich, chef du parti républicain du Sénat, était membre de la Commission monétaire nationale. Le comité spécial du Congrès avait été créé dans le but d'émettre des recommandations relatives à la réforme législative des opérations bancaires des USA.

2. Abraham Piat Andrews, le secrétaire-assistant du Trésor américain, devint un membre du Congrès et fut tout au long de sa carrière un politicien très influent dans les milieux bancaires.

3. Frank Vanderlip, le président de la National Bank de New York, la plus grande et la plus puissante banque des USA, représentait les intérêts financiers de William Rockefeller, impliqué dans le financement des bolchéviques de Russie, et de la société d'investissement internationale Kuhn, Loeb and Company, dont on reparlera plus bas pour ses liens avec la naissance du nazisme.

4. Henry Davison, l'associé principal du plus riche banquier au monde J. P. Morgan Company, était également présent. La silhouette de Morgan est celle du banquier du jeu de Monopoly.

5. Charles Norton, le président de la First National Bank de New York, participait à la forfaiture.

6. Benjamin Strong, le directeur général de la J. P. Morgan's Bankers Trust Company, y assistait également et en devint d'ailleurs le P.D.G., trois ans plus tard, suite à l'adoption de la Loi sur la Réserve fédérale.

7. Paul Warburg était probablement l'homme le plus important en ces lieux grâce à ses connaissances bancaires européennes. Allemand de souche, il se fit naturaliser citoyen américain. En plus d'être un partenaire de la Coon, Loeb and Company, il représentait également la dynastie bancaire Rothschild en Angleterre et en France. De plus, il entretenait des liens étroits avec son frère Max, le directeur en chef du consortium bancaire Warburg en Allemagne et aux Pays-Bas, impliqué à outrance dans le nazisme. Paul Warburg était l'un des hommes les plus riches du monde.

Ces sept hommes - tous adeptes du Rite écossais d'Albert Pike - se trouvaient sur l'île Jekyll et représentaient à eux seuls en ce temps, directement et indirectement, approximativement un quart de la richesse planétaire globale.

On retrouve sur le dollar américain, cette monnaie que leur banque privée (la Réserve Fédérale) imprime et vend à sa valeur faciale plus intérêts au peuple américain et aux marchands du monde entier (qui ne peuvent échanger dans d'autres monnaies), tous les symboles de l'idéologie de Weishaupt. Ceci prouve la filiation sans conteste entre le groupe de Jekyll island et le père de l'Illuminatisme.

Quelques exemples non limitatifs :

1. Sur la gauche du billet d'un dollar est frappé l'emblème de l'Ordre des Illuminati, créé Weishaupt lorsqu'il fonda l'ordre, le 1er mai 1776. Cet événement est indiqué par la date en latin MDCCLXXVI au pied de la pyramide. Il ne fut utilisé par la franc-maçonnerie qu'après sa subversion par l'Ordre des Illuminati au Congrès de Wilhelinsbad en 1782. Ce n'est donc pas un symbole maçonnique authentique.

2. La pyramide fait référence à leur « secret » : leur ancêtre est pharaon dans la lignée de Cham, dirigeant qui fut assassiné selon eux par les Juifs et qu'ils se promettent de détruire par le Sionisme, ainsi que toutes les religions du Sémitisme, Eglise catholique et Islam compris.

3. L'oeil irradiant au sommet de la pyramide est celui de Lucifer. Il symbolise aussi leur capacité d'espionnage dans toutes les directions, qui ne fut réellement accompli qu'avec les technologies de l'information actuelles.

Cette ambition s'exerça en premier lors de la période de la Terreur de la Révolution Française, avec un contrôle par une armée de fonctionnaires dévoués et de délateurs rémunérés de tous les courriers et conversations de France. Le réseau Internet et les espions qui le surveille sont leurs héritiers.

L'Islam annonce dans sa prophétie de l'antéchrist (dajjal) que ce dernier sera doté seul d'oeil (« dajassa »), dans lequel on peut voir la caméra de surveillance et la webcam piratée par les services d'espionnage pour entrer dans la vie intime des internautes. George Orwell l'a anticipé dans son roman « 1984 » avec le « télécran » affichant l'image de Big Brother et par lequel les sbires sadiques du « Ministère de la vérité » épie les zombies de son Etat totalitaire socialiste anglais (Eng'Soc).

4. La formule « Annuit coeptis » annonce « Notre entreprise (la conspiration) a été approuvée et sera couronnée de succès ». Cette entreprise est celle des Khazars, dont Weishaupt est leur idéologue moderne.

5. Au-dessous, la formule « novus ordo seclorum » éclaire le caractère de la conspiration : un « nouvel ordre (social) séculier », donc sans Dieu, sans clergé, sans noblesse et sans corporations de métiers.

Qui osera affirmer que le lien entre la banque moderne et l'illuminatisme est une fable? La preuve est sous nos yeux depuis cent ans et touchée par des millards de gens journellement.

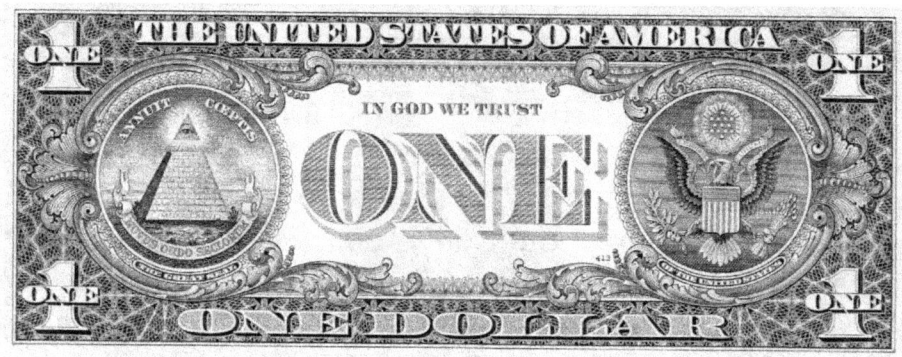

Le plan militaire imaginé par Albert Pike de 1859 à 1871 à la lecture des divagations mystiques d'Eliphas Levi et des idées de Weishaupt fut égalent définitivement adopté à Jekyll island.

Le marxisme, le fascisme et le sionisme, parodies sataniques des initiations de métier, de la chevalerie et des clercs européens, allaient être financés et utilisés pour générer trois conflits mondiaux, au terme desquels l'humanité exsangue se vouerait corps et âmes à la doctrine luciférienne de Weishaupt: le chamanisme Tengri de Genghis Kahn en version moderne « up-to-date ».

1. La première guerre mondiale devait faire de la Russie l'empire satanique du marxisme, qui rendait nécessaire de liquider le Tsar, roi très chrétien et descendant de ceux qui avaient rasés la Khazarie pour l'intégrer à leur empire et sa religion sémitique.

L'URSS devait devenir le bastion de la science et de l'athéisme, le peuple russe majoritairement slave étant jugé comme assez inférieur pour gober une telle ineptie et se laisser massacrer. Slave vient « d'esclave » et est un terme issu des conceptions raciales allemandes.

2. La deuxième guerre mondiale devait être fomentée en opposant les fascistes et les sionistes, sur la base des divagations raciales de Karl Ritter et de Theodor Herzl. L'Allemagne serait vaincue, expurgée du Catholicisme et des communautés de Juifs orthodoxes, humiliée et reprise en main par la finance.

L'Etat laïc d'Israël devrait émerger des fumées des camps d'extermination pour être utilisé comme instrument de déstabilisation du monde arabe, puis de destruction de l'Islam. Ainsi, les Juifs et les Chrétiens modernistes se méprendraient et assimileraient la venue de l'antéchrist et sa parodie de royaume de Judée à la celle du Christ du retour et au rétablissement d'Israël comme pôle religieux d'intérêt mondial.

Car c'est ce qu'annonce le prophétisme abrahamique: son retour comme leader intellectuel du monde, depuis Jérusalem, et la seconde venue de Jésus. L'Israël laïc des Rothschild n'est qu'une parodie pour l'empêcher et imposer son néo-chamanisme Tengri, quitte à faire de la Palestine un bain de sang et une poubelle nucléaire.

Il ne fait aucun doute qu'avant de se barrer - s'ils en étaient délogés - les sionistes n'hésiteraient pas un instant à lancer une bombe nucléaire sur la Terre sainte et en accuser l'Iran, quitte à revenir ensuite en éternelles victimes. Les descriptions de Jésus sont à ce titre assez funestes et les Khazars nous ont habitués à leur pratique du false-flag. Organiser sa propre opposition et tuer y compris les siens pour imposer ses solutions.

3. La troisième guerre mondiale doit être orchestrée grâce à trois acteurs (A, B et C ci-dessous) :

A. La Russie et la Chine communistes mises en réserve et provisoirement vouées au libéralisme afin de détruire l'industrie européenne et américaine dont les travailleurs représentent un danger pour la finance ;

B. Le monde arabo-musulman resté traditionnellement fidèle au Sémitisme ;

C. L'occident dominé par le Sionisme : USA, Canada, Australie, Japon, Union européenne et Amérique du sud (maintenue sous contrôle selon la théorie Monroe).

L'ancien agent secret canadien Willian Guy Car décrit ce projet en 1958, sur la base de documents officiels et de notes de renseignement. On a voulu faire croire que l'auteur avait pour cela dénaturé une lettre d'Albert Pike au chef des anticléricaux italiens Guiseppe Mazzini. La lecture de « Des pions sur l'échiquier » démontre le contraire.

La lettre de Pike est citée en appui de la description de cet agenda pour l'avènement du nouvel ordre des Illuminés de la banque. Comme dans le cas des Protocoles des sages de Sion, on a voulu semer le doute sur l'authenticité des faits rapportés, le tout en criant à l'antisémitisme. L'accusation est assez efficace depuis les divagations de Ritter et Herzl.

Ce programme monstrueux est avant tout une entreprise religieuse, ou plutôt pseudo-religieuse, puisqu'il s'git de détruire les religions sémitiques pour imposer une version moderne du Tengrisme, le chamanisme des descendants de Cham en Asie centrale et sa formulation déjà expérimentée en pseudo-religion de sédentaires sous l'Egypte pharaonique.

Ce n'est pas pour rien que les monuments du Nil sont devenus depuis la fin du XVIIIe siècle un « must » de la (dé)formation des élites mondiales. Napoléon Bonaparte s'y précipita avec la clique de savants illuminatistes grâce à laquelle il entendait fonder son « nouvel ordre » contre l'Eglise et la noblesse terrienne, que la Révolution (dont il avait été un éminent général) avait exterminés et dépossédés.

Cette entreprise pseudo-religieuse est ainsi résumée dans la lettre de Pike à Mazzini en date du 15 août 1871:
        « Nous lâcherons les nihilistes et les athées et nous provoquerons un formidable cataclysme social qui

montrera aux nations, dans toute son horreur, l'effet de l'athéisme absolu, à l'origine de la sauvagerie la plus sanglante et du bouleversement intégral. Ainsi obligés de se défendre partout contre la minorité de révolutionnaires, les citoyens extermineront ces destructeurs de la civilisation. La multitude, emplie de désillusions vis-à-vis du Christianisme dont les adorateurs seront à ce moment désorientés et à la recherche d'un idéal, sans plus savoir vers où diriger leur adoration, recevra la véritable lumière par la manifestation universelle de la pure doctrine de Lucifer. Elle sera enfin révélée au peuple, cette manifestation qui résultera du mouvement réactionnaire général suivant de près la destruction du Christianisme et de l'athéisme, tous les deux conquis et détruits au même instant ».

Elle se passe de commentaire. Ce qui est visé est donc un anti-catholicisme romain, dans la mesure où l'Orthodoxie chrétienne a déjà été vaincue en Russie par le marxisme d'un côté et le Judaïsme par le sionisme de l'autre côté dans leurs sphères respectives de diffusion. On est passé en soixante-dix ans en Occident d'une population qui allait à prés de 50% à la messe du dimanche ou à la synagogue… à moins de 4% de nos jours.

En parallèle, le new-âge a comblé le vide, sur la base des divagations orientalistes de la société théosophique et des pratiques spirites, tandis que la franc-maçonnerie infiltrée et dénaturée servait à contrôler les élites, y compris en les impliquant dans des scandales financiers et sexuels. La troisième guerre mondiale devrait régler son compte à l'Islam, déjà infiltré et transformé sous l'influence de l'idéologie des Lumières en « islamisme ».

La bande de pouilleux d'Asie centrale, devenu usurière, entend exercer sa vengeance contre ceux qu'elle accuse d'avoir détruit sa Khazarie et son Egypte pharaonique. Ridicule, pathétique, vain? Sans aucune doute. Pour parvenir à s'imposer, le lavage de cerveau opéré depuis la Renaissance en Europe restera un cas unique dans l'histoire des perversions de la pensée et du libre-arbitre. Le psychotronisme est ainsi la cerise sur le gâteau, les trois grenouilles de l'apocalypse (marxisme, fascisme et sionisme) n'ayant été que les étapes menant à cet état de fait écoeurant.

Thématique traditionnelle	Thématique sioniste
Clercs: enseignants et médecins	L'industriel de la pharmacie, de la guerre (pseudo-religieuse) et des médias
La fidélité et la bienfaisance	Le darwinisme social et le transhumanisme
La vie communautaire en ce monde autour du seigneur (défenseur) et pour le monde à venir autour du prêtre (guide spirituel)	La destruction de la société par l'individualisme et la corruption
Le prophétisme abrahamique	Le messianisme luciférien

Tableau 12. Thématiques comparées.

C. Le maçonnisme (le spiritualisme).

La maçonnerie est à son origine une initiation de métier, chargée dans le respect de l'éthique chrétienne de donner aux divers gestes des maçons une portée métaphysique, rappelant les actes par lesquels Dieu a crée le monde. Le maçon n'est pas libre, il est contraint par l'imitation de son Créateur.

Les trois outils nécessaires à l'édification des bâtiments sont particulièrement honorés:
- l'équerre rappelle les quatre éléments (air, feu, eau et terre), qui sont à la base des considérations concrètes des bâtisseurs ;
- le compas permet de tracer la voûte céleste et notamment l'écliptique soli-lunaire, afin de créer des bâtiments résistants aux variation saisonnières ;
- l'étoile flamboyante renvoie à l'Etoile du berger (Vénus), dont le passage sur des points géomagnétiques intéressants permet aux sédentaires de fixer leur pôle civilisationnel.

La maçonnerie en tant que tel est une science appliquée chrétienne, avec ses outils, ses gestes, son éthique, ses pratiques sociales (saints patrons des corps de métier), son enseignement hiérarchisé en trois degrés (apprenti, compagnon et maître) et sa solidarité.

Le « maçonnisme » est autre chose et ne doit pas être confondu. Le maçonnisme est autre chose enrobé de maçonnerie. Une sorte de « Canada dry » de l'initiation. Ce défaut est la conséquence directe de la pratique spéculative. Nobles et religieux étaient admis parfois aux tenues dans les loges maçonniques, dans la mesure où ils étaient les commanditaires et les bailleurs de fonds des édifices religieux et civils demandés aux maçons. Il leur était permis de « spéculer », c'est à dire de réfléchir sur une question. De là, les formes maçonniques ont pu être copiées pour nourrir certains desseins étrangers à la maçonnerie. C'est ce que fit l'Illuminisme.

Avec la déchéance des castes, l'initiation s'est affaiblie, au point que les aspects sociaux puis seulement spéculatifs ont fini par accaparer les tenues. L'initiation s'est détachée du métier et c'est dans ce contexte que le loup illuminatiste est entré dans la bergerie. Les rites n'étant plus compris, ils ont pu être déviés par ceux qui avaient intérêt à en faire un instrument de détraquement des consciences. Albert Pike a été particulièrement chargé par les banquiers de dénaturer la franc-maçonnerie anglo-saxonne sur la base des divagations occultistes et des mystifications d'Eliphas Lévi, un juif apostat français. Je l'ai évoqué plus haut.

Le maçonnisme a ainsi réalisé son opération délirante. Il consiste à introduire des symboles et des rites maçonniques dans le domaine profane sans aucun respect des règles traditionnelles. La capitale du Kazakhstan, antique patrie des escrocs khazars déguisés en juifs sous le masque de la finance internationale, est un exemple parfait du maçonnisme. L'architecte anglais

Lord Norman Forster y a construit tout ce qu'un psychopathe infecté de maçonnisme peut imaginer. Tout est maçonnique par la forme mais rien par le fond. C'est un théâtre pour crétins de la modernité.

Le summum est un grand opéra, dont le sommet ouvert en sphère est consacré au « parlement des religions », une parodie de la table ronde des chevaliers d'Arthur où les apostats de 27 traditions du monde ont signé leur adhésion au projet des banquiers de fabriquer une nouvelle religion mondiale à leur service. Elle sera la 28ème, une religion lunaire par lunatiques.

On peut également observer une pyramide à cent triangles en référence à la proportion de la Terre, des tours encadrant un damier dans le style de la représentation du temple de Salomon avec les colonnes Joachim et Boaz, une réplique du Sénat des Etats-Unis et de la maison blanche de Washington et tout une série de bâtiments tarabiscotés et hideux, dans le plus pour style de la confusion ambiante déjà vue à Las Vegas ou Dubaï.

Astana signifie étoile et la nouvelle capitale du Kazakhstan a été édifiée au centre cardinal de l'Asie et sur une ligne de Ley, entre la grande Pyramide de Gizeh et la Cité interdite de Pékin en Chine. Tout un programme! On nage en pleine parodie des thématiques de la sédentarité et des images de la franc-maçonnerie, évidement par l'ersatz, le faux et le creux. Satan n'est t-il pas le « singe de Dieu »?

Le maçonnisme est une sorte d'arlequin, défigurant la maçonnerie, ses symboles et ses rites pour les mettre au service du manichéisme khazare et son délirant projet de créer un gouvernement mondial dédié à leur dieu de la lumière. Les banquiers véreux de wall-Street et de la City, descendants de tribus pouilleuses d'Asie centrale déguisés en juifs, se prennent pour les plus grands bâtisseurs des civilisations au monde. Ah, ah, ah...

Rien de neuf, leur cousin Genghis Kahn avait tenté la même chose sur la base de leur chamanisme commun, le Tengri, en mettant sous son contrôle des représentants apostats du Bouddhisme, du Christianisme et de l'Islam dans le palais de sa capitale Karakorum en Mongolie. En vain... sa Babel est dans les poubelles de l'histoire. Le reste suivra. Maudit Caïn! Maudit Cham! Maudits Khazars!

Rappelons que les Rothschild possèdent la plus grande collection au monde de poux et de puces, sans doute en mémoire de leur passé tribal dans les plaines stériles de l'Asie centrale. A moins que cela soit en référence à leurs activités sociales. Anciens pouilleux devenus parasites...

D. Le modernisme (le culturalisme).

Le modernisme est dans un sens étroit un terme recouvrant l'ensemble des mouvements culturels ayant animé les sociétés occidentales de la fin du XIXe siècle et du XXe siècle dans les domaines des sciences dures et sociales, de l'art, de la photographie, de l'architecture, de la musique, de la littérature et des religions. Etymologiquement, moderne désigne ce qui est contemporain, se fait et est dans l'air du temps.

Dans ce cas, le « modernisme » est avant tout le fruit de l'idéologie à la mode, celle des Lumières, cette philosophie matérialiste et humaniste ayant embrassé toutes les disciplines depuis deux siècles grâce au financement généreux des banques, des nations endettées et des Etats immoraux.

On oppose généralement tradition et modernité. La tradition est le mode de vie ordonné des nomades et des sédentaires depuis des millénaires. La modernité est le fruit d'une idéologie récente, mais puisant ses sources dans le chamanisme d'Asie centrale, véhiculé par les descendants de Cham.

Au Dieu unique de Noé, le chamanisme oppose un esprit de lumière, satan ou Lucifer, et le culte des esprits des ancêtres. Ces croyances ont donné naissance aux théories réincartionnistes du spiritisme, reprises dans la théosophie par déformation des doctrines orientales (incomprises ou déviées à dessin) puis le new-âge. Les apostats au service de Genghis Kahn avait déjà tenté de fabriquer une telle pseudo-religion, elle a disparu sans laisser de trace.

Dans ces croyances, l'homme n'a pas de nature spirituelle mais une existence uniquement corporelle à partir de laquelle son « esprit » va se créer, voyager dans les mondes invisibles et se réincarner de multiples fois dans la dimension matérielle. Cette théorie a justifié des pratiques modernes comme la littérature profane, un moyen de conserver les « esprits » des écrivains reflétant « l'âme de la nation », et le culte de ces écrivains et auteurs dans un « panthéon », comme ceux de Paris et de Rome.

Ridicule non? Le modernisme est donc incompatible avec le monothéisme abrahamique, pour qui il est aberrant. Dans le catholicisme, l'homme est doté d'une nature divine, en tant qu'image et reflet de son Créateur, qui lui a été insufflée lors de sa création. L'homme possède un esprit divin mais aussi un corps de chair, deux pôles entre lesquels va se développer son âme, avec ses pensées et ses sentiments. Son âme sera au moment du jugement dernier choisie par Dieu et projetée dans un monde céleste éternel ou au contraire détruite dans le centre de la Terre, attirée par l'activité géomagnétique pour être dissoute. Les descriptions de la Bible et du Coran sont fidèles à cette vue.

Ce schéma est donc bien différent de celui du chamanisme. Or, avec le new-age, on constate que le public a abandonné les descriptions et les règles du monothéisme fondé par les fils Sem et Japhet de Noé, pour adopter celles du chamanisme, issu de Cham. Ce changement n'est pas sans graves conséquences en matière de salut religieux et de réalisation métaphysique, puisque le chamanisme tend à diriger l'être vers les sphères de dissolution, la destruction et le néant, après une courte phase de réussite dans le domaine concret.

Les idées de Cham sont d'ailleurs bien reflétées dans l'opéra Faust de Goethe, dont Adolf Hitler - Rothschild dit qu'il avait sur lui un « effet hypnotique » et le plongeait dans des transes médiumniques. On est en plein pathétisme philosophique du IIIe Reich: un bâtard des Rothschild, une idéologie de supermarché pour déchristianisé allemand et un « théâtreux ».

Cela vaut le septième empire satanique de la Bible: le président abruti George Bush, le « choc des civilisations » de Huntington et les vidéos de DAESH réalisées avec un financement de la CIA par une société de production d'Hollywood, où les sionistes donnent le tempo des inepties télévisées pour ménagères et adolescents.

E. Le socialisme (le marxisme, le communisme).

Le marxisme est une idéologie conçue par et fabriquée pour la finance comme une alternative au Judéo-Christianisme. Son objectif est d'empêcher les travailleurs de retourner au monothéisme abrahamique et d'exiger le retour des monarchies. Le marxisme a été imaginé dans les cercles du Grand Orient comme une offre bidon de salut et financé par Wall-Street et la City. Les faits sont prouvés et je vais y venir.

Le marxisme est une idéologie née de l'Illuminatisme, au service du capitalisme pour lequel elle sert de punition imposée aux peuples récalcitrants.

Karl Marx, financé par un groupe de trois illuminés américains menés par un anglais, a construit sur la base des théories de Friedrich Engels un courant de pensée politique, avec sa sociologie et son modèle économique propres.

L'URSS a démontré qu'ils étaient des impostures et menaient à l'échec politique, social et économique. Il suffit d'aller en Mer d'Aral, aujourd'hui disparue et remplacée par un désert hautement pollué d'herbicides, pour constater les grand succès du marxisme.

Marx a essentiellement fait reposer sa thématique sur une relecture de l'histoire en tant que « lutte des classes », c'est à dire des castes sociales les plus humbles, ignorantes et illettrées contre les classes sociales du capitalisme les plus riches, savantes et lettrées.

Le but de cette lutte est de parvenir à une société sans caste, sans nation et sans Etat par le biais de « l'émancipation des travailleurs ». Elle doit être l'œuvre des travailleurs eux-mêmes, par la violence sociale, le terrorisme aveugle contre les institutions et la guerre contre les peuples non-marxistes.

Ceci est un bon résumé de ce que fut l'URSS, jusqu'à ce que les banquiers décident de passer à une autre phase de leur plan où les guignols de Moscou et de Pékin n'étaient plus utiles à leurs desseins de domination globale. Russie et Chine furent donc mises en réserve, converties à un libéralisme d'Etat pour tenir leurs masses tranquilles, les occuper par le matérialisme consumériste et détruire les organisations de syndicat de travailleurs et les usines dans le monde libéral, dans la mesure où ces derniers émancipés du marxisme et privés d'alliés rouges pouvaient devenir une menace pour leurs intérêts.

La mondialisation a été voulue comme telle: une stratégie de marché du travail à échelle planétaire, dont l'intérêt était de plonger l'occident dans le chômage et le divertissement par la consommation. Cette transition devait amener à la suite: un troisième conflit international destiné à écraser la Russie puis la Chine, liquider les deux tiers de la population mondiale et les religions, puis rendre incontournable l'adhésion des peuples à un gouvernement mondial des Illuminés. Le rêve!

Tradition	Illuminatisme monétariste	Illuminatisme socialiste
Société sédentaire	**Société capitaliste**	**Société marxiste**
Société de quatre castes de sédentaires: le clerc le noble le fabricant le producteur	Société de trois classes sociales: le capitaliste le propriétaire foncier le travailleurs	Société sans classe: le marxiste (le non-marxiste est au goulag ou liquidé)
Domination de Dieu Société synarchique	Domination de la monnaie (capital) Société pyramidale	Domination du Parti Société totalitaire
Issue: salut au paradis damnation en enfer	Issue: retraite avec de l'argent vieillesse pauvre entrée au panthéon	Issue: glorification par le Parti

Tableau 12. Schéma directeur de la société traditionnelle et des deux sociétés illuminées.

Il est établi qu'en 1829, des membres éminents de la secte des Illuminati organisèrent en secret un cabinet à New-York, dirigée par leur agent local un anglais du nom de Wright et auquel contribuait au moins Clinton Roosevelt (un parent du futur président Franklin Delano Roosevelt), Horace Greeley et Chas Dan[39]. On y annonça aux frères que les nihilistes et athées étaient désormais en nombre suffisant pour les regrouper en une organisation internationale, dont le nom serait « communisme ».

Les mêmes Roosevelt, Greeley et Dana constituèrent un comité pour réunir les fonds nécessaires au financement de économiste juif apostat allemand Karl Marx et du philosophe anglais Engels. Le « Capital » et le « Manifeste du Parti Communiste » furent écrits à Soho en Angleterre dans la foulée et promis à un bel avenir pour occuper et divertir les nouveaux esclaves de la révolution industrielle.

Le faux idéal du « paradis des socialistes » visaient comme l'a très précisément défini le philosophe juif apostat français Jean-Paul Sartre à « ne pas désespérer Billancourt ». La ville était le siège des sinistres usines Renault et Citroën, organisées selon le modèle tayloriste d'Henry Ford, par ailleurs le soutien le plus important d'Hitler et propagateur des idées antisémites de Karl Ritter aux USA.

---

[39] De Pamela J. Ray ,To Kill a Country, AuthorHouse, USA, 2006

Le marxisme relève d'une parodie de l'initiation de métier en ce sens: aux promesses du Judéo-Christianisme aux producteurs (en matière d'au-delà notamment) et aux règles de l'apprentissage, du compagnonnage et de la maîtrise, il fallait opposer une contre-façon pour maintenir les masses d'ouvriers et de paysans tranquilles. Cette masse, dirigée par la noblesse avec son coeur et les prêtres avec leur foi, était le seul contrepoids possible aux projets du grand capital. Il fallait donc en distraire les travailleurs.

Le résultat dépassa les espérances, avec la complicité des instituteurs marxistes de l'Education nationale de la république française. Leur haine nationaliste de Guillaume II et leur défaitisme face à Hitler montrent bien de qui ils recevaient leurs ordres pour envoyer nos paysans à la boucherie de 1914 et en faire les témoins passifs de la Shoah.

Pour mieux exploiter les masses laborieuses par le marché du travail et surtout neutraliser son rôle politique, il fallait leur faire rêver d'une utopie. Ainsi on justifia de faire ici de la Russie puis de la Chine la « mère-patrie » des socialistes et la matérialisation de leur paradis en ce monde… et de là-bas le goulag, la tyrannie policière et la paranoïa guerrière permanente. Cette stratégie cynique porta ses fruits empoisonnés au-delà de toute espérance. Les millions de victimes de Staline et Mao disent merci au Parti communiste et Parti socialiste français.

Seul au final un courageux auteur comme Hergé a osé un « Tintin au pays des Soviets » démasquant l'arnaque du marxisme. Le dessinateur a poussé jusqu'à mettre en scène avec réalisme Rothschild sous les traits de l'infâme Rastapopoulos: marchand de drogue, esclavagiste, faux-monnayeur et gardien de la psychiatrie freudienne grâce à sa secte égyptianniste en capuches, frappée du logo du Taoïsme défiguré. Evidement, c'est pour les enfants. Pour les adultes, il y a la télévision des journalistes de gauche.

A tout dire, les analyses de Karl Marx ne sont pas dénuées d'intérêt lorsqu'il dénonce l'emprise du capital, de même que celle de Ritter sur l'influence du nomadisme dévié. Toutefois, en en faisant l'Eglise et la noblesse les porteurs historiques de la monnaie, le marxisme déviait la vindicte populaire vers les deux seules institutions qui pouvaient encore mettre fin aux terribles conditions d'esclavage de la modernité. L'ambition du nazisme a été plutôt de détruire le Christianisme en commençant par sa religion racine: le Judaïsme. Les deux pour Jekyll island.

Le rôle du marxisme s'est limité à faire croire aux ouvriers et paysans qu'une fois débarrassés des institutions traditionnelles de la sédentarité (noblesse et religion), ils pourraient échapper à l'emprise du capital. Or le capital n'était plus détenu par l'Eglise et les nobles (propriétaires fonciers) depuis longtemps mais les propres bailleurs de fonds du marxisme, auquel l'URSS ni la Chine ne s'attaqueront jamais!

Il n'est tout de même pas difficile de faire assassiner les membres des treize familles de psychopathes khazars dirigeant l'Occident lorsque l'on dispose des moyens financiers et humains de la Chine et de la Russie. Les familles aristocratiques exécutées par ces régimes en témoignent dans la tombe, comme l'oeil d'Abel. Il n'en fut rien. La preuve logique est donc faite de leurs liens.

Ceci se passe de démonstration. La preuve est faite par ce simple argument que derrière le rideau, marxistes, fascistes et sionistes se saluent du même signe: celui de Weishaupt.

L'éthique marxiste (ou plutôt son absence d'éthique), ses rites communautaires inversés et son idéal de paradis socialiste ne sont qu'une contre-façon des règles, des pratiques et des croyances sur l'au-delà des métayers et des apprentis dans le monde traditionnel, devenus paysans et ouvriers dans l'enfer moderne. Pour rependre dom Camillo s'adressant à Pépone, le maire communiste du village venu en cachette faire baptiser son fils du nom de Lénine :

« Quand on a cru à Karl Marx, on peut croire n'importe quoi ».

Thématique traditionnelle	Thématique marxiste
Producteurs: métayers et apprentis	Paysans et ouvriers
Le partage et l'entre-aide	La collectivisation des moyens de production par l'Etat propriétaire
La vie communautaire en ce monde autour du seigneur (défenseur) et pour le monde à venir autour du prêtre (guide spirituel)	La destruction des classes sociales par la lutte politique et le terrorisme
La croyance au paradis de l'au-delà	L'athéisme matérialiste

Tableau 13. Thématiques des régimes traditionnel et marxiste

2ème partie. La pratique de la psychologie élémentale tibétaine.

Il était important d'illustrer d'un point de vue historique le système de distorsion des cinq Eléments et de manifestation en excès et carence des sept énergies astrales, comme je l'ai fait dans le dernier chapitre de la première partie. N'en déplaise à certains étudiants, qui n'apprécient pas que l'on aborde les pathologies des individus et des sociétés ensemble.

La psychologie et la sociologie sont des sciences complémentaires, qu'il n'est pas bon séparer. La somme des individus forme la société moderne : ce qui affecte les individus, affectera la société. On ne peut totalement guérir individuellement des distorsions élémentales et énergétiques sans guérir collectivement ; et vice et versa.

Les idéologies politiques, que le mécanisme de distorsion a induit, ont produit les régimes les plus menteurs et criminels, accompagnés de la plus vaste dépossession des citoyens de toute l'histoire. Ils sont les cinq grands « menteurs, voleurs et assassins », servis par leur cohue de fonctionnaires sans âme, de militaires et de policiers.

Ces régimes menteurs, voleurs et criminels forment, en particulier dans leurs sections de fonctionnaires voués à la psychotronique, ce que le christianisme appelle « la synagogue de satan », et plus généralement dans le monothéisme : « la sphère de l'antéchrist ». C'est à dire un groupe complément déshumanisé, fanatisé et promis à l'enfer pour avoir préparé la venue de l'antéchrist sur Terre.

Je sais d'avance que je ferais grincer des dents, en particulier chez ceux qui se sont mis par ignorance et confusion ou par lâcheté et besoin matériel au service de ces systèmes politiques.

Le drame collectif moderne vaut évidemment au niveau individuel, mais il y est toutefois moins visible et caricatural. La raison en est que les régimes politiques modernes sont une accumulation des distorsions, carences et excès de la vie intérieure des citoyens. Nous sommes face à des montagnes de mensonges, de vols et de crimes, comme ceux du 11 septembre 2001. Difficile de ne pas les voir.

Le manque de visibilité de la pathologie individuelle est un fait logique : nous nous cachons sous les conventions sociales, héritées du passé et de la morale religieuse ancienne. Personne n'aime dire : je mens, je vole et je tue. Pourtant, nous le faisons tous à un degré et à un autre car impliqués dans des régimes politiques collectifs qui eux le font. Nous tentons juste de ne pas aller trop loin, pour garder une image satisfaisante de nous-mêmes.

Seule l'accumulation collective de distorsions, incarnée dans les régimes politiques modernes, rend visible le caractère monstrueux de la plupart de nos contemporains, en tant qu'individus. Nous sommes entourés de monstres, sans nous en rendre vraiment compte.

C'est un fait : les malades sont légions, certains plus que d'autres car le système actuel favorise outrageusement la promotion des individus malsains. Plus on monte l'échelle des pouvoirs et des fortunes, et plus on rencontre des hordes de psychopathes déchaînés. Nous le savons confusément.

Il est possible de se sortir de cette situation, principalement en étant témoin de ses mécanismes de distorsion et sans pourtant vivre en marge des sociétés modernes. Nous devons conjuguer les deux : retrouver notre santé individuellement et aider notre collectivité à y parvenir, de proche en proche.

Il est possible grâce à la psychologie élémentale et énergétique de revenir à une vie intérieure saine, exprimée dans des groupes sains. Toutefois, le travail est ardu mais pas impossible. Je vais le montrer à travers quelques unes de mes expériences cliniques, en tant que praticien et pratiquant.

Chapitre 1. Mes expériences cliniques.

J'ai choisi de livrer cinq expériences pour illustrer le travail
clinique en psychologie élémentale et énergétique :
- celle d'une infirmière ;
- celle de mon fils putatif ;
- celle d'une stagiaire ;
- celle d'un stagiaire hors du commun ;
- celle de la mienne propre.

Section 1. L'espace, le Soleil, Jupiter et Camille.

J'ai rarement rencontré une personne aussi préoccupée par l'espace, l'inflation égotique et le juridique que Camille. D'abord, mon employeur, il devint mon compagnon puis mon père adoptif, à une époque où la loi luxembourgeoise ne permettait pas le mariage gay. Il a été assassiné par son frère sous suggestion de la police en octobre 2010.

Camille avait au fil du temps créé un empire spatial, grâce à son travail dans la banque, l'exploitation de travailleurs étrangers sous-payés et la générosité de son ancien compagnon. Sur la base de la psychologie élémentale, j'ai tout de suite su l'aide que je pouvais lui apporter.

ELEMENT	BOUDDHA / NON-EGO	AGREGAT DU MOI - TYPE D'EGO	DISTORSION KARMIQUE
ESPACE	Vairochana Omniprésence	Vijnana Conscience discriminante Dépression	Ecrasement, accablement

Je devais l'aider à vivre les idéaux religieux élevés qu'il professait, dans un état de conscience positif, marqué par l'assurance, le courage, l'ordre et l'assiduité. Camille était passé antérieurement par une phase d'excès, avec un aplomb fou et une folie des grandeurs l'ayant amené à des responsabilités bien au-dessus de ses capacités dans la religion, la vie politique et le corps des pompiers.

ENERGIE PRIMAIRE	GLANDE ELEMENT AGREGAT	EQUILIBRE	MANQUE DE VITALITE	EXCES DE VITALITE
1. Soleil	Pinéale - -	Idéaux élevés, courage, assurance, pensée positive	Morosité, absence d'idéal, pusillanimité, découragement	Confiance aveugle, aplomb
2. Jupiter	Hypophyse Espace Conscience discriminante	Raison, circonspection, ordre, dignité, assiduité	Manque de bon sens, d'aspiration et d'organisation	Ambition, folie des grandeurs, hyper-organisation

Après un grave accident où il avait été poussé sous un bus dans le but de le faire taire dans un scandale d'Etat (où il était témoin contre l'OTAN), il était devenu morose et découragé. Sa maison et ses affaires étaient devenues un foutoir, où le bon sens élémentaire et l'organisation minimum faisaient défaut. Camille passait son temps en justice pour des querelles de village ou familiales, qui montraient bien que sa conscience omniprésente était perdue de vue pour un état psychique dualiste et discriminant.

A l'aide des tableaux ci-dessus, mon aide s'est portée sur l'organisation et le moral, pour empêcher la distorsion élémentale vers la carence en énergies astrales solaire et jupitérienne. Une fois le moral revenu et l'ordre retrouvé, il fallait empêcher une manifestation en excès, marquée par un nouvel épisode de folie des grandeurs et d'orgueil. Cela n'a pas été facile mais j'y suis parvenu.

J'ai alors rencontré un obstacle assez classique : l'apparition d'un contradicteur ayant interêt à ce que Camille entretienne un état pathologique, notamment parce qu'il était un de ses héritiers. Son frère l'a conduit à s'alcooliser, la bourrer de cocaïne et l'a monté contre moi. Je suis très sensible au libre-arbitre et je déteste les manipulateurs et autres hypnotiseurs de service. J'ai donc sans dualité décrit les enjeux et demandé à Camille de faire un choix. A défaut, je l'ai quitté et en peu de temps, il était revenu au désordre à une expression en excès puis en carence de l'Espace et du tandem Soleil - Jupiter.

Il a été assassiné à la Toussaint 2010 et son frère m'a accusé. La scène a été arrangée - comme l'a montrée la contre-enquête et l'ont mis en lumière des témoins crédibles - pour m'imputer le crime. Suite à une intervention du service secret, le policier chargé de l'enquête (un marxiste nationaliste adepte du nouvel ordre psychotronique) a accumulé une montagne de falsifications. En m'appuyant sur la psychologie élémentale, j'ai fait tomber un dossier à charge et constitué uniquement de mensonges en poupée russe, constitué de 23 classeurs de prés de mille pages chacun.

Il faut dire que le nouvel ordre mondial est servi par des humains, même sous hypnose, qui sont des épaves psychologiques. C'est là son point faible d'ailleurs, s'appuyer sur des résidus psychiques. Mais quel être à la pensée saine et au coeur rempli d'émotions authentiques se mettrait au service des sociopathes de Wall-Street et accepterait que sa vie, celle de sa famille et celle de ses voisins soient dictées par des manipulateurs de l'ombre et par l'hypnose électronique? Il faut être à la base un psychopathe.

Certes du temps a été gâché et j'ai perdu un patient en cours de route mais ce sont des aléas de la vie.

L'empreinte laissée est tout de même intéressante car elle a valorisé mon omniprésence médiatique comme enseignant :

- mes autobiographies ont mis en lumière le niveau de pourriture au sein de la modernité (police, armée, justice et carcérale) et la déchéance psychique de leurs acteurs ;

- l'incarcération m'a permis de réviser mes ouvrages et de passer ensuite à la télévision dans plusieurs pays pour promouvoir la psychologie tibétaine et dénoncer le psychotronisme d'Etat comme crime silencieux ;

- j'ai compris que la véritable santé psychique n'est seulement atteinte que quand mon patient apprend et pratique lui-même la psychologie élémentale, sinon il rechute.

Certains de mes lecteurs d'abord intéressés par le scandale médiatique sont devenus des étudiants de psychologie élémentale, et même des enseignants. C'est un fait positif pour eux et une bonne action pour moi.

Le système va à sa fin, sur des millions de cadavres. Toutefois, certains individus s'éveillent et éveillent la société de proche en proche. Mon sacrifice en valait la peine et je n'ai aucun regret. Aider Camille a propulsé mon travail à la télévision, dans les maisons d'édition et dans la vie de nombreuses personnes.

Camille n'a pas eu la vie sauve. Toutefois, je l'ai aidé dans son existence même et par des pratiques post-mortem. Je n'ai aucun doute qu'il continue sa progression spirituelle là où il est.

J'ai moins même évolué sur mes positions de principe. Les traces que la modernité laissera sur l'humanité, y compris sa génétique, sont effarantes. C'est vrai. De la sorte, l'ambition des financiers illuminés de liquider toute population excédent 500 millions sur la Terre n'est t-elle pas logique?

Selon leurs habitudes, ils créent le problème pour imposer leur solution. Les milliards de détraqués de la modernité ont été créés par eux et c'est donc à eux d'en assumer l'élimination. Nous soignerons et éduquerons ceux qui survivront, si on le peut encore.

Les aléas de la vie collective et individuelle ne doivent pas être mesurés selon la longueur de l'existence et le confort matériel. Nous devons considérer la qualité de notre âme : s'est t-il approchée de sa vraie nature ? Son expression a t-elle gagné en qualité ?

Dans le cas de Camille, c'est certain. Et ce bénéfice a été emporté dans l'au-delà, un au-delà auquel il croyait fermement. Son meilleur ami et premier amour, Pierre Dillenburg, ancien greffier en chef de la chambre des députés de Luxembourg, a fait do moi un portrait très flatteur au tribunal.

Il a pu dire :

« Pascal a aimé Camille, l'ai aidé et l'a sauvé de toutes les manières dont on peut aimer, aider et sauver une personne. Il n'a pu mener sa tâche à bien car Camille était très entêté[40] ».

---

[40] Pascal Treffainguy, Le mystère de Hassel, le meurtre à la hache de Camille Kolber, Amazon, Paris, 2018.

Section 2. L'air, l'énergie vénusienne et le voyou.

Lors de mon incarcération, j'ai fait la connaissance d'un jeune homme qui avait déjà traversé mon existence prés de 25 ans auparavant. Je travaillais alors en agence du Crédit Agricole, ce travail alimentaire me permettant de finir mes études et de financer mes recherches dans l'ésotérisme et les offres de spiritualité modernes.

Un de mes clients (allemand), ancien légionnaire et mécanicien auto, avait vécu un drame. Son fils de trois ans avait mis par jalousie le feu au berceau de sa petite soeur avec un briquet. L'appartement s'était embrasé. La mère (sémite) devait succomber à ses blessures et la soeur rester gravement handicapée. Par la suite, le père était décédé d'un crise cardiaque. L'enfant âgé de 11 ans fut ballotté au sein de la famille avant d'échouer en centres successifs de la DDASS.

On le sait, l'Etat n'est pas capable d'élever nos enfants, et il le fait en plus à un coût durablement exorbitant. La moitié des détenus ont connu au moins un placement à la DDASS. Ce chiffe dépasse 85% chez les multi-récidivistes. L'Etat comme parent génère des sociopathes. La cause en est multiple : familles d'accueil oeuvrant pour l'argent, traumatismes psychologiques des enfants, hérédité chargée, théories éducatives des fonctionnaires aberrantes, éducateurs psychologiquement détraqués par la modernité (principalement gauchistes) et faillite de l'Education nationale.

C'était une chose de faire de nos petits paysans catholiques la chair à canon de 1914 après un endoctrinement dans l'école de l'illuminé Jules Ferry du Grand Orient de France. C'en est une autre de faire des produits humains de la modernité, dont les parents ont été abrutis et dénaturés dans les usines, de bons élèves, bien sages.

Le développement des technologies de l'information ne fait plus de l'enseignant le gardien de la culture et des savoirs. L'accélération du progrès technique fait que l'on apprend plus en entreprise qu'à l'école depuis des lustres. La faillite du marxisme et le repoussoir du fascisme ont fait de l'argent le dieu de la mentalité libérale, dont Israël est devenu le paradis pour capitaliste.

Voir ce jeune-homme croiser de nouveau mon destin était intéressant et j'ai essayé de l'aider au mieux avec la psychologie élémentale ET en lui enseignant. J'avais évidemment deviné que chez lui, c'était la dominante de l'énergie vénusienne qui dominait, avec une distorsion prononcée de l'élément Air.

J'étais détenteur de plusieurs secrets de sa famille. Son grand-père était un nazi convaincu et même un SS. Il avait fui l'Allemagne pour échapper à la prison et s'était engagé dans la Légion. L'honneur militaire était sauf : se mettre au service de l'ennemi lorsque l'on est vaincu. Le père avait emboîté le pas comme mécanicien dans la Légion étrangère. Il fait épousé une fille-mère musulmane, éthiopienne noire et d'origine arabe yéménite.

On constate déjà visiblement un problème de confiance envers le régime politique. Les trois ancêtres avaient adhéré à des systèmes contradictoires : la République allemande sans succès, puis le IIIe Reich avec la suite que l'on sait et enfin la République française, qui avait fini par prendre en charge le petit-fils, devenu orphelin.

La raison de cette chute était certainement des difficultés sociales initiales, liées à la défaite de l'Allemagne en 1918 : vulnérabilité économique, anxiété pour le futur et une forme de paranoïa nationaliste.

Ces thématiques s'étaient enchevêtrées : les trois générations précédentes ont servi des régimes politiques successifs sans résultat, se retrouvant dans des positions criminelles, et ont fini par agir de la manière la plus opposées à leurs convictions : passer chez l'ennemi et épouser une femme d'une nationalité opposée à l'extrême. Au final ce cette dégradation, la quatrième génération est tombée dans la délinquance, en opposition à tout système.

Génération 1. République allemande ;
Génération 2. IIIe Reich, mariage avec une vierge Allemande ;
Génération 3. République française, mariage avec une Ethiopienne arabe, fille-mère.

Génération 4. Délinquance, mariage avec une femme ayant déjà bien vécu, fille de policier républicain corrompu.

Le schéma inter-génération montre une dégradation très nette de l'élément Air, en particulier une problématique avec de confiance avec le système politique.

Elément	Bouddha vainqueur et sa vertu	Agrégat de l'ego - Type de réaction	Distorsion karmique
Air	Amogasiddhi Confiance	Samskara Moteurs mémoriels Analyse excessive	Anxiété, vulnérabilité, paranoïa

On remarque aussi une pathologie liées à Vénus : les femmes épousées sont de qualité morale de plus en plus mauvaise. Insensible et pauvre, la dernière a fini par générer chez mon fils un enthousiasme démesuré, la recherche du plaisir sans éthique et alimenter les rêveries, sans lien avec la situation concrète.

Energie primaire	Glande Elément Agrégat	Equilibre	Manque de vitalité	Excès de vitalité
3. Vénus	Thyroïde Air Moteurs existentiels	Sens artistique, sentiment, gaité, dévouement amour	Insensibilité artistique, crispation, pauvreté de sentiment	Enthousiasme exagéré, recherche du plaisir, rêveries

Mon fils adoptif était psychologiquement instable, avec des traits communs à ses trois ancêtres :
- une nette sensibilité aux élucubrations de Karl Ritter et aux thématiques du nazisme, continuées par une fascination pour l'islamisme terroriste ;
- une fascination pour l'armée et la mécanique, mais sans être parvenu ni à suivre un entrainement militaire basique, ni obtenir un diplôme de mécanique ;
- la tendance à se vendre à l'autorité dominante sans beaucoup de dignité, ni même loyauté ;
- des troubles psychiatriques avec des épisodes de surconsommation alcoolique et de prise de stupéfiants, assortis de faits de petite délinquance réitérés.

De plus, d'importants problèmes de thyroïde avait déformé sa croissance. Bref, un sac à problèmes typiques de la modernité et d'une distorsion élémentale Air et énergétique Vénus.

J'ai tenté de remédier de plusieurs manières :

- je lui ai donné une éducation en histoire et en sciences politiques, ainsi que les bases de compréhension de l'islam pour mettre en relief le caractère trompeur du nationalisme violent, aryen ou arabe ;

- je lui ai proposé et l'ai placé dans divers emplois où il avait manifesté un intérêt : chauffeur-mécanicien, puis divers métiers techniques pour l'entretien espace-vert, la plomberie, l'électricité et la maçonnerie ;

- j'ai veillé à ses relations en l'amenant vivre à l'étranger, avec une attention particulière pour ses partenaires féminines, généralement des serveuses de petite vertu, intéressées par l'argent et narcissiques, qui toutes l'avaient conduit à la délinquance puis à la prison, avant de l'abandonner ;

- je lui ai imposé un sevrage et une tolérance zéro pour les arrangements avec la légalité ;

- je lui ai enseigné la psychologie élémentale, tenant compte de mon échec avec Camille (voir la section 1 de ce chapitre), dont le processus n'avait pas été stable.

Enfin stabilisé, il a du faire face à son passé, ce qui est courant chez les individus en distorsion Air. Il a du commencer par purger des condamnations antérieures à notre deuxième rencontre.

Lors de son incarcération, il a été suggestionné pour avoir une femme. La police estime que les sociopathes se stabilisent de force lorsque mariés avec enfants, ils sont obligés de se soumettre au système pour faire face à leur responsabilité, à défaut d'amour. Cette stratégie est assez courante, d'autant que le sexe sert de calmant social dans la modernité.

En vue de valoriser les tendances naturelles de son élément Air et de son énergie vénusienne, je l'ai placé sciemment dans une situation où il pouvait exprimer son sens artistique, quasi inexistant à son stade pathologique, explorer des sentiments nouveaux avec gaité, dans le dévouement pour une personne âgée vivant avec moi et dans l'amour que nous lui portions en famille.

Petit à petit, les tendances excessives élémentales et énergétiques ont cédé. En mode excessif, l'enthousiasme s'est modéré, la recherche des plaisirs s'est portée sur le sport de plage et les rêveries ont laissé la place à des projets d'avenir. En mode carencé, l'insensibilité à la souffrance animale est corrigée, les crispations se sont détendues (il grinçait des dents la nuit) et ses sentiments ont gagné en richesse.

Je ne le sentais pas prêt à affronter de nouveaux les relations masculines et les femmes. Les rencontres de plage n'ont pas tardé à influer sur le processus de guérison :

- rencontre avec un chauffer voyou, avec qui il n'a trouvé rien de mieux que d'ensabler ma Jeep blindée en pleine nuit et à marée montante sur la plage, après avoir fumé du cannabis ;

- liaison avec des serveuses sans éducation, que tout le monde avait baisé, laides à en jurer et au final une jeune-fille narcissique, dont l'imposture devait ruiner des mois d'efforts ;

- comportement inacceptable dans le travail, jusqu'à tyranniser mes employés ou les monter contre moi pour les tenir ou être bien avec eux, sur fond de travail bâclé, d'une grande arrogance à se croire devenu un professionnel et de mesquineries (vols de petites fournitures, retards, diminution du temps de travail, etc).

Cette rechute était prévisible : il faut aider, enseigner la psychologie élémentale et maintenir dans un univers protégé, tant que le processus de distorsion n'a pas été purgé. Nouvelle leçon pour moi : il faut aider mais aussi enseigner et maintenir dans un lieu protégé le temps de la croissance spirituelle. A défaut, c'est le rechute assurée.

La jeune-fille narcissique et de petite vertu avait été claire : elle ne voulait pas vivre dans ma communauté familiale, où elle s'est imposée lors de mon cancer puis a semé le désordre et la saleté afin de faire rentrer en mon absence son cercle amical de psychopathes, principalement des enfants de policiers corrompus et des fonctionnaires à la dérive mafieuse comme c'est souvent le cas au Brésil.

Elle souhaitait sa propre vie, évidemment à mes frais car son mari était incapable de lui offrir avec un salaire pourtant plus que correct compte tenu de ses capacités. J'avais pris soin d'équiper le jeune-homme devenu mon fils putatif d'une moto pour le récompenser de ses efforts, d'une voiture pour aller travailler et je l'avais meublé, en plus de payer sa caution d'appartement. La jeune-fille vendit tout pour mener une vie conforme à son désir de paraître, avant de suggérer à mon fils adoptif de retourner en Europe pour l'expérience formatrice qu'elle souhaitait avoir en Angleterre ou en France.

Pris en sandwich entre elle et moi, le jeune homme devint de plus en plus psychotique et finit par perdre son emploi, après un travail caricaturé par ses tendances les plus négatives (résultat bâclé, influence négative sur le personnel, manque de respect, exigences financières démesurées). Le processus de destruction est en marche, et il a toujours passé par la case délinquance pour alimenter les désirs de la partenaire, puis par la prison.

Des condamnations pénales dans divers pays européens attendent le voyou retourné à lui-même, à moins que poussé par la nécessité, il n'entre dans la sphère criminelle au Brésil même. Ce fut rapidement fait et il s'enfuie.

La jeune-femme n'a privilégié que ses désirs sans jamais considérer les besoins de mon fils, ni au final manifesté le moindre amour pour lui. C'est d'autant vrai qu'elle souffre des mêmes pathologies élémentales et énergétiques, ce qui m'avait conduit à désapprouver leur mariage et lui demander de quitter mon domicile. Les familles des deux présentent des caractéristiques communes, où dominent les influences mémorielles et les problématiques liées à l'amour sincère.

Le plus triste est qu'un enfant a été conçu, dont l'idée a été imposée par elle seule contre le désir de mon fils. Les

Brésiliennes pauvres sont connues pour se sortir de la misère par le vagin et l'utérus. Le vagin pour se vendre au premier « gringo » de passage, profiter de son argent et de son standing de vie en vacances, et l'utérus pour concevoir un enfant qui leur assurera une pension au moins vingt ans. Le piège est tellement rodé qu'on se demande comment cette arnaque aux sentiments peut encore fonctionner.

Le pire est que cette rechute a été voulue par le policier des écoutes téléphoniques et du harcèlement psychotronique qui me surveillait, dans le seul but de me nuire. J'avais obtenu que mon fils n'ait plus de téléphone mais sa femme est une passionnée de la communication de sa vie luxueuse avec son mari européen, pour épater ses copines de fac de droit... copines qui elles ont travaillé et ont réussi leur vie professionnelle et matérielle sans parasiter un fils à papa. Elle, non.

Cette expérience thérapeutique ne se termine pas très bien, mais elle m'a appris beaucoup. Il y eut un progrès un temps, et ce miracle n'est pas perdu. Il peut devenir dans le futur une base, pour reprendre le processus.

La psychologie élémentale est bon allié. Elle est un cauchemar pour les psychopathes recrutés par le nouvel ordre psychotronique, car il met en lumière leurs pathologies sociales et psychiques.

Lors de mon incarcération, j'ai relaté dans mon autobiographie les conversations avec le personnel médical de la prison, la police et les juges, dont l'état mental pathologique était particulièrement exacerbé en ma présence.

En première instance de la chambre criminelle, nous avons assisté à un vaudeville luxembourgeois, dont France2 a fait un de ses records d'audience dans la série « Faites entrer l'accusé » (ici l'épisode « Le mystère de Hassel »).

Ma conclusion est que la guérison passe par une aide, un apprentissage et un environnement protégé, exigences qui expliquent que le Bouddha ait fondé, plutôt qu'une religion nouvelle, une communauté de moines abstinents, pauvres et éduqués dans un monastère clos, les seuls contacts avec autrui étant la mendicité et en retour l'action médicale. Et encore, le processus n'est pas stable, comme le démontre l'expérience clinique suivante.

Section 3. Le feu saturnien, l'infirmière et le Bouddhisme.

Il y a plus de 20 ans, je donnais mon premier cours sur les cinq éléments dans le cadre du bouddhisme tantrique tibétain, avec un argumentaire plus ésotérique que psychologique. Je suis alors l'objet de trois commentaires :

- mon Lama m'encourage à aller de l'avant et me renouvelle sa confiance ;

- un autre Lama me critique et juge que mon ambition et mon discours ne sont pas authentiquement bouddhistes ;

- une pratiquante depuis plus de vingt ans s'inscrit à mon cours avec une mise en garde. Elle a jadis abandonné son métier d'infirmière pour se consacrer à l'éveil et à la spiritualité.

La dame a pratiqué tous les rituels et reçu toutes les initiations du bouddhisme tibétain, dit t-elle. Elle estime n'avoir pourtant aucune réalisation, avoir perdu son temps et son argent et manifeste une grande colère. J'en prends acte et j'accepte sa présence en atelier.

Je commence la conférence par une description du système général des sept mouvements. Par malice assumée et pour l'aider à progresser, j'illustre l'activité Soleil en la fixant. Ce mouvement d'énergie comique se manifeste par des idéaux élevés, du courage, de l'assurance, nourrissant un état psychique positif. Lorsque cette énergie est distordue, elle peut se manifester en excès par une confiance aveugle dans un système philosophique ou religieux et un certain aplomb à vouloir l'incarner et à le propager. Si elle s'exprime insuffisamment, le processus est opposé : la morosité s'impose, avec son absence d'idéal, sa pusillanimité et son lot de découragements et de doutes.

La stagiaire visée se reconnaît évidement dans cette description. Au fur et à mesure que je développe, de mouvement en mouvement, elle fulmine de plus en plus. J'ai l'impression de décrire son échec dans le bouddhisme, de son enthousiasme originel à sa morosité actuelle. J'attends que sa colère libère l'énergie, cette énergie primaire qu'elle retourne violemment contre le bouddhisme et les enseignants institutionnels. Je poursuis et je décris l'intégralité de son échec dans le bouddhisme point par point. Son comportement dans la religion a été caractérisé par l'excès pendant vingt ans, période au terme de laquelle l'énergie s'est bloquée, s'est inversée et ne se manifeste plus que sous son aspect carencé.

La stagiaire est excédé par cet accusatoire. Elle finit par quitter la salle encore plus furieuse mais sans manifester sa colère par un acte de violence. J'aurais aimé pourtant obtenir cette catharsis, soit pas des pleurs grinçants et un effondrement, soit par un clash en public contre moi. Elle s'est maitrisée pour rester dans le status-quo, un état qui au final lui convient pour le moment. J'ai touché du doigt son problème : elle estime les lamas et le Bouddhisme comme responsables de sa fureur mais en réalité elle a construit ce processus elle-même, l'entretient et ne veut pas le quitter.

Tout au plus pouvait t-elle regretter que ce que j'expose ne lui fut pas révélé dés son entrée dans la religion. Mais mon exposé, elle n'en a alors cure. Ce qui prouve bien que dés le début de son parcours, elle n'avait pas décidé de combattre l'ignorance, ignorance qui est la porte d'entrée dans le cycle de la souffrance décrit par le Bouddha. Les rituels, l'exotisme, les promesses de bien-être l'avaient aveuglée, au lieu de la rendre plus consciente. Lorsque la prise de conscience était possible, elle l'a refusée sciemment. L'inconscience est un choix, le choix d'un confort relatif de bien pensance. Infirmière zombie ou dévot bouddhiste zombie, quelle différence?

Dans cette procédure clinique, j'ai échoué en apparence. La fuite de la pratiquante est pourtant le début d'un processus, plus ou moins long. Toutefois, il y a eu réaction car même l'évitement est un mode de réaction. Il est fort à parier que sa distorsion se situait dans l'énergie - mouvement la plus ancrée dans le monde concret : celle de la Lune. Toutefois, je pense que la cause en était dans son feu et un dérèglement de la glande endocrinienne du thymus.

La Lune administre le sens de la nature, la sollicitude et se manifeste par une réelle aptitude à soigner. Elle s'exprime dans le cycle ovarien féminin. Le fait qu'elle ait abandonné sa motivation altruiste d'infirmière pour une démarche spirituelle centrée sur son éveil et sa libération - sans pour autant vouloir d'enfants - n'est pas anodin. Sans doute une forme plus ascétique et extrême du bouddhisme, comme dans le Hinayana, lui aurait mieux convenu. La maternité l'aurait t-elle obligée à prendre soin d'autrui? Le cadre rituel du bouddhisme tibétain n'a fait que renforcer son ambition de s'éveiller égoïstement et de se libérer, sans desserrer pour autant son égoïsme.

Bien sûr, face à la souffrance médicale, on est tenté de tout quitter pour une méthode extrême pour se libérer. Le Bouddha lui-même a vécu sept années dans la forêt sur une base rituelle, puis purement méditative. Alors qu'il allait en mourir, l'audition d'un professeur de guitare lui fit réaliser sa voie médiane, entre la jouissance sociale et la vie frustrante des ascètes.

Cette stagiaire n'avait pas eu le courage de l'ascèse mais ses vingt années de rêverie dans les rites complexes des divinités ne l'avaient pas amenée à réaliser que son ambition initiale était erronée d'un point de vue bouddhique. Elle avait rêvé toutes ces années, sans pour autant progresser vers plus de conscience.

La psychologie élémentale aurait été alors la meilleure méthode pour la sortir de sa torpeur et sa colère, mais il l'aurait obligé à considérer sa motivation première. Et cela, elle n'en avait cure car tout son ego spirituel s'était construit sur le refus de la souffrance d'autrui et ne l'a en réalité amené qu'à affronter sa propre souffrance. On ne fuit pas durablement, même dans la pratique religieuse, en particulier sa souffrance existentielle.

Que se passait t-il au niveau ovarien ? Pourquoi cette énergie s'état t-elle retrouvée en excès puis retournée dans un mode d'expression négatif ? Comment mesurer les implications de ce blocage ? Comment s'en libérer ? La psychologie élémentale aurait pu lui donner les clefs de son travail. Mais la psychologie élémentale n'entretient pas de rêverie, ne fait pas de promesse, c'est l'ici et maintenant. Même la rencontre avec le bouddha Amida et ses paradis, c'est ici et maintenant.

Dans la théorie des sept énergies astrales et des cinq éléments, le bouddha Amida est une forme cosmique des énergies primaires en action dans l'univers. Lorsque la rencontre est faite en soi, la divinité peut être générée et dissoute à volonté par le pratiquant, ou se manifester dans des moments critiques dans une forme interne ou externe. Le rituel ne vise qu'à accoutumer le méditant à cette énergie et à ses modes de manifestation. Or, cette énergie se manifeste par ses sons, des lumières et des formes, dont l'expression va varier en fonction de la stabilité psychique et émotionnelle du sujet.

Pour Amida, ce sont :
- dans l'équilibre, le mouvement produit une grande capacité de jugement, où le pratiquant est fidèle à ses

valeurs et engagements, avec en clef la capacité à s'interposer assez efficacement pour rester centrer sur ses choix fondamentaux.
- en excès, le sujet va se montrer aigre, critique et rigide, manifestant un orgueil à support (orgueil national, religieux, social, etc).
- en défaut, le sujet va manquer de sens critique, se laisser aller et être dépendant envers une nation, un guide religieux ou un mentor, un médecin-chef ou un mari tyrannique.

Notre infirmière n'a pas tenu son engagement professionnel face à la souffrance, qu'elle a décidé de fuir et non de soulager. Sa rigidité, son manque d'empathie altruiste et son orgueil l'ont amené au Bouddhisme, où elle n'a pas développé de sens critique. Elle s'est laissée aller à la narcose par les rites et elle est devenue dépendante de la structure religieuse. Cet état ne pouvait durer et elle est retournée au terme de vingt ans de pratiques narcissiques à sa souffrance initiale, non plus celle de ses patients mais la sienne propre.

Elle pouvait découvrir par la psychologie élémentale que le moteur initial de sa quête avait été sa colère, sa colère contre la souffrance à l'extérieur, et son ignorance de sa propre souffrance et de la colère qu'elles génèrent en elle. Rien de bien difficile ? Pas si sûr lorsque l'individu structure son individualité sur des identifications erronées. Etre infirmière au service du lobby pharmaceutique ou pratiquante prosélyte au sein d'un religion, quelle différence lorsque l'individu oublie sa nature fondamentale et s'identifie complément à sa fonction dans l'organisation ?

Avec sa théorie construite autour du bouddha de la compassion Amida, la psychologie élémentale l'aurait non seulement aidée mais inspirée. Elle aurait pu percevoir les faits existentiels comme des événements surgis d'un champ d'énergie universel, s'exprimant puis y retournant. Dans ce contexte, elle aurait compris que la compassion véritable envers autrui et soi-même passe par un processus progressif de désidentification à l'égo mondain et de fidélité au « bouddha en soi ». Il n'en fut rien, preuve que la religion peut devenir un facteur d'aliénation, y compris dans ses rites de visualisation et de manifestation comme dans le cas du bouddhisme.

La brièveté de notre relation n'a pas permis d'apporter toute l'aide dont l'ex-infirmière et ex-pratiquante avait besoin. Le bouddhisme pose certes le souhait de s'émanciper de la souffrance liée au cycle des existences, mais il propose de le faire par la préoccupation altruiste et le dévouement aux autres, puis l'utilisation de « moyens habiles ».

Il ne peut y avoir d'éveil et de réalisation spirituelle seul face au monde. La psychologie élémentale pose cette base : moi certes, mais sans égotisme et avec le monde et autrui en bonus, au sein d'un immense champ d'énergie vibrant, lumineux et aimant.

Au final, je pense que les problèmes de notre infirmière étaient liés à un dysfonctionnement de son thymus et de sa capacité immunitaire. Dans la médecine puis le Bouddhisme, elle avait cherché à se protéger de ce qu'elle percevait, c'est à dire la souffrance. J'ai su qu'elle avait eu une mère assez névrotique, qu'elle avait fuie pour ses études médicales, et ne connaissait pas son père.

L'attachement névrotique de la mère à sa fille et la solitude des deux femmes abandonnées aurait pu gérer chez l'infirmière les qualités du Feu et de Saturne : la capacité de jugement, la fidélité aux principes et la facilité à s'intérioriser.

Au lieu de cela, elle a exprimé tout à tour la carence et l'excès de cet Elément et de cette énergie astrale. Avec les médecins comme les lamas, elle était en carence : manque de sens critique, dépendance et laisser-aller. Au final, pour se libérer, elle réagit en excès : mental trop critique, orgueil et rigidité sur des principes dans les deux cas. Elle devra donc travailler les qualités du bouddha Amitabha (la gardien du Feu), pour expérimenter la véritable compassion, sans attachement, ni froideur sentimentale. La médecine et le Bouddhisme aurait pu l'y aider mais elle y a échoué.

Pour l'infirmière, la médecine et le Bouddhisme sont des impostures, qu'elle entend dénoncer. Certes, elle a raison : la médecine moderne et le Bouddhisme occidental reposent certainement sur des impostures herméneutiques.

Toutefois, la raison ne repose pas sur les épaules des médecins et des lamas, quelqu'un d'autre tire les ficelles en coulisses de l'industrie pharmaceutique et des offres de spiritualités. C'est ce quelqu'un qui est le problème. Une fois éliminé, les choses rentreront dans l'ordre.

Cette distorsion de l'élément Feu me parle et pour cause ! Elle a été une problématique de mon enfance. Ma mère est en effet affectée d'une distorsion Feu. En excès et très enracinée, cette anomalie explique son caractère explosif ainsi que la thématique de la maltraitance psychologique, très présente mais gardée secrète au sein de ma famille.

J'ai indiqué plus haut :
- dans l'équilibre, le mouvement (Feu) produit une grande capacité de jugement, où le pratiquant est fidèle à ses valeurs et engagements, avec en clef la capacité à s'interposer assez efficacement pour rester centrer sur ses choix fondamentaux.
- en excès, le sujet va se montrer aigre, critique et rigide, manifestant un orgueil à support (orgueil national, religieux, social, etc).
- en défaut, le sujet va manquer de sens critique, se laisser aller et être dépendant envers une nation, un guide religieux ou un mentor, un médecin-chef ou un mari tyrannique.

Ma mère fut sa vie durant assez adroite pour affirmer des valeurs et valoriser ses engagements de mère, affirmant une poursuite de choix fondamentaux officiels comme ceux de fonder une famille. En vérité, si on y regarde de plus prés, ses actes n'étaient pas exactement conformes et ses choix fondamentaux réels ont été gardés officieux par elle et menés à bien secrètement et en sous-main. Ma mère semble avoir voulu autre chose et cet autre chose est le fruit d'une grande souffrance dans l'enfance, où maltraitée elle s'était inventée un enfant imaginaire... appelé Jean-Yves.

Ma mère se rêvait une riche femme du monde, s'occupant de son enfant unique comme d'un joyau, dans un appartement parisien. Elle mena au contraire une vie de classe moyenne supérieure, avec de nombreux enfants et à la campagne. Elle compensa par la lecture, qui lui permettait de s'évader et fuir un quotidien qu'elle n'avait pas souhaité et dans lequel elle s'est peu investie.

Loin de lui permettre de réussir et être authentiquement heureuse, cette stratégie de transfert sur un pourvoyeur extérieur imaginaire de bonheur et de fuite du quotidien et des responsabilités familiales l'a rendue aigre, critique, rigide et orgueilleuse. Son désir caché et ses désirs exprimés sont constamment entrés en conflit, la faisant échouer dans les deux domaines.

Non seulement ses buts officiels n'ont pas réussi (la famille a éclaté), mais son but secret s'est constamment éloigné. Quel était t-il au final, puisqu'elle ne s'est pas donnée l'énergie de le mener à bien ? On ne le sait complément mais cela se manifeste par une relation psychologiquement incestueuse avec mon frère ainé… qu'elle a appelé Jean-Yves et dont elle espère qu'il comblera sa vieillesse de bonheur, dans le cadre doré que l'argent de mon père lui offrira après sa mort.

Il résulte de cette stratégie une grande frustration existentielle, qui se manifeste par une absence totale d'empathie et de sincérité dans ses actes, en particulier de compassion. Son amour et ses soins pour ses enfants comme désormais son mari âgé sonnent faux lorsqu'ils s'expriment. Ils ne portent donc pas de fruits conformes. Son attention porte toujours la trace soit du regret de devoir les accomplir, soit d'une ambition occultée, devenue au final perverse.

La distorsion exacerbée de son élément Feu a même poussé ma mère à présenter très tôt après leur mariage et faussement mon père - pourtant un homme à l'élément Feu en équilibre - sus les traits d'un individu tyrannique, dont elle devait contrôler le pouvoir phallocratique (donc un élément Feu en excès). Il n'en était pourtant rien, mon père a toujours été gentil, doux et compatissant. Au fil du temps, ma mère a transformé mon père en individu peu investi dans sa famille, sans sens critique, se laissant aller et dépendant envers elle (donc avec un élément Feu en carence).

Cette volonté se prendre le contrôle d'un homme rendu faible et émasculé résulte certainement d'une enfance de grande maltraitance, où il s'agissait pour elle de séduire le mari de sa mère pour contrôler ses excès de violence. Le mécanisme fut reproduit partout, où ma mère fut accusée de séduire ses professeurs pour obtenir d'eux des passe-droits. Jamais, ma mère ne souhaita faire de psychothérapie, accusant tout le monde d'être « cinglé », malgré le rejet que ses excès comportementaux et son manque d'authenticité suscitaient.

Pourquoi ce jeu ? Le problème réside dans l'expression de l'énergie Feu. Pour alimenter son propre Feu en excès, qui l'avait protégé de la maltraitance, ma mère avait besoin de puiser l'énergie ailleurs. Elle a ainsi distordu le Feu de mon père, d'abord en le présentant comme un être sans compassion (sans Feu en équilibre) dans le but de distordre sa personnalité. Elle reproduisait ainsi ce qu'elle avait mis en place avec le mari de sa mère, maltraitant, qu'elle était parvenue à contrôler.

Ensuite, elle a épuisé psychologiquement mon père par de la maltraitance pour le rendre malléable à sa volonté. Sa stratégie de domination a amené mon père dans un tel état dépressif / répressif qu'il a tenté de mettre fin à se jours ou se révolter par la violence. A chaque fois, ma mère a obtenu d'un médecin complice son internement administratif pour le sanctionner. Ma mère envisage maintenant de se débarrasser de mon père en le plaçant dans un EPAD pour vieillards, allant jusqu'à m'interdire de le prendre chez moi et même de le visiter.

La vérité est que ma mère a été maltraitée et est devenue maltraitante, et ce depuis l'enfance. L'admettre est pour elle impossible car cela menace l'édifice sur lequel s'est construit son ego social et sa représentation du monde. Cette thématique de la maltraitance a conduit non seulement un de mes frères (le cadet) à des postures psychologiques infantiles mais a inspiré sa fille à consacrer sa thèse de doctorat en droit à la question de la protection des mineurs de 1789 à 1958. La période suivante est celle qui suit la naissance de mon frère en 1960, et qui n'a donc pas été traitée dans ses conséquences sociales comme pour ma famille.

L'analyse élémentale est ici très efficace et éclaire la problématique de fond. Elle offrirait une aide précieuse pour débloquer le conflit larvé. La parade de ma mère a été de présenter la psychologie élémentale comme de la foutaise. Faire de ma compassion, une ambition d'enrichissement et de pouvoir caché. Me traiter de manipulateur et de dangereux psychopathe. Moi ou elle ? Ne serait-ce pas une nouvelle projection ? Un Jean-Yves sauveur et un Pascal diabolique ? Vraiment ?

Ma famille continue ainsi la culture du secret sur la maltraitance, qui n'est traitée qu'indirectement et par allusion. Mon frère ainé (Jean-Yves) s'est hélas illustré par une extrême violence conjugale avec ses deux femmes. Il a fini par perdre l'autorité parentale sur son fils. Devenu un éminemment avocat et criminologue, mon neveu a coupé les ponts avec ma famille et n'a pas d'enfant, mettant potentiellement fin à la lignée familiale de juristes de métier. Son rejet est total et justifié selon lui par l'attente de la mort de ma mère, qui lui permettrait de nouer une relation saine avec tous les membres de la famille. Toute sa vie, ma mère aura été ainsi qualifiée de « chien dans un jeu de quille », sa distorsion Feu en trop grand excès la rendant insupportable, malgré des qualités réelles d'intelligence et de courage.

Pour ma part et sans doute en réaction à ce climat de maltraitance, j'ai consacré ma vie à la oompassion, tout d'abord en me vouant au bouddhisme dont cette vertu est le coeur du raisonnement, mais aussi en refusant d'avoir mes propres enfants. La compassion universelle des Bouddhas, puis du Dieu monothéiste ont fini par me soigner de la maltraitance dont j'avais été l'objet du fait de ma mère, et plus généralement ce que sonnait faux dans ma famille.

J'ai pu reconstituer le réseau d'entraide familiale, en prenant soin de contourner ma mère, ce qui l'a conduit à épuiser enfin son Feu. Il a fallu pour cela neutraliser tout ce qui alimentait le pouvoir de son ego.

Au final, ma mère a deux options. Soit elle mère prendra la décision de s'excuser, ayant pris conscience du caractère névritique de sa stratégie de contrôle et de la thématique de la maltraitance. Soit elle succombera à la maladie mentale de l'orgueil, avec toute sa charge oedipienne dans ses rapports à mon frère Jean-Yves. Je ne pense pas que ce dernier soit prés à lui donner le bonheur dans la vieillesse qu'elle espère, malgré la manière dont elle a obtenu de le contrôler pour assouvir son besoin de sécurité. Sa stratégie est vouée à l'échec et son existence aura été inutile en matière spirituelle.

On le voit ici : un individu dont la distorsion élémentale est exacerbée et qui refuse de se soigner va non seulement souffrir lui-même mais distordre les éléments et les énergies de son entourage, voire de toute une famille, pour imposer son ego. Ce faisant, il génère chez autrui une grande souffrance, susceptible de se communiquer d'être en être et de génération en génération.

Le poison de la distorsion est, ainsi et certainement, ce qui fait le plus souffrir nos sociétés, jusqu'à s'incarner dans des modes d'organisation collective aberrants et névrotiques. Je les décris dans cet ouvrage car le contexte me semble important dans le traitement du terrain de la maladie psychique. L'être humain est condamné à la santé mentale, sauf à souffrir. Il n'a pas le choix.

Le Bouddha a été clair sur cette dualité : la souffrance a pour cause première l'ignorance et la fabrication de l'ego. La santé mentale passe par la connaissance de soi et la dissolution du sens de l'ego, sens alimenté par la pensée dualiste et les mémoires. On n'y échappe pas, quelque soit le chemin que l'on emprunte pour l'éviter. Vaincre le dualisme et faire taire les mémoires : voilà l'objet de la cure de psychologie élementale et énergétique. Si on refuse de le faire, on reproduit sans fin, jusqu'à faire de sa propre existence et celle des autres un enfer, un enfermement névrotique.

Pour en finir avec la maltraitance, j'ai consacré ma vie professionnelle à élargir le champ de la maltraitance familiale pour m'intéresser à la maltraitance sociale, en particulier celle dont les forces de l'ordre sont les auteurs, au service du système économique et monétaire. C'est à ce titre que j'ai été confronté au sujet et que j'ai publié sur le psychotronisme, que j'estime légitimement la pire forme de maltraitance jamais imaginée et dirigée contre l'humanité. Je l'ai payé de quatre ans de prison et de maltraitance psychotronique intensive, suivie d'un AVC et d'un cancer. Mais j'ai survécu et je suis devenu une légende du psychotronisme dans les milieux de la résistance au nouvel ordre mondial.

Le psychotronisme produit en effet une intensive pollution des Eléments et énergies. Elle sans précédent dans le panorama de la coercition sociale, exercée par des fonctionnaires souvent issus de milieux où la maltraitance psychologique, sociale et économique règne en maître. Et c'est parce que ces individus ont été maltraités que devenus fonctionnaires, ils trouvent la force d'être maltraitants de métier. L'armée et la police ne font que renforcer leur pathologie et c'est toute la ruse du système actuel que de les utiliser pour exécuter ses basses oeuvres et s'assurer ainsi de la réussite de ses sombres desseins.

Des carrières prometteuses s'ouvraient à moi dans la justice, la police ou l'armée, métiers dans ma tradition familiale. Je les ai balayées pour m'interroger sur le monde qui m'entourait et m'en retirer, ne souhaitant maltraiter quiconque au nom d'un régime politique illégitime (la République) et d'intérêts économiques sordides (la banque des Khazars).

La psychologie élémentale a été la clef de ma libération et après un dur labeur, j'ai souhaité tout simplement la partager avec le public. C'est devenu un devoir et une exigence, qui a exigé son lot de sacrifices douloureux. En me soignant, j'ai pu soigner autrui. Cette réussite valait la peine, aussi infimes et insignifiants que soient mes résultats. Je pense que mon exemple parle de lui même et a inspiré nombre de personnes. Pour chacune d'elle, cela a fait la différence et mon chemin en valait donc la peine.

Le jour où la maltraitance étatique sera dévoilée, mes ouvrages et mes interviews auront la stature de « L'archipel du goulag » d'Alexandre Soljénitsine. Il y aura un après à la tentative actuelle de générer un nouvel ordre dans le sang et par l'hypnose. Et c'est ce « day after tomorrow » que je vise.

ELEMENT	BOUDDHA / NON-EGO	AGREGAT DU MOI - TYPE D'EGO	DISTORSION KARMIQUE
FEU	Amitabha Compassion	Samjna Perception Attachement	Isolation, solitude

Energie primaire	Glande Elément Agrégat	Equilibre	Manque de vitalité	Excès de vitalité
4. Saturne	Thymus Feu Perception	Capacité de jugement, fidélité aux principes, intériorisation	Manque de sens critique, dépendance, laisser-aller	Mental trop critique, orgueil, rigidité sur des principes

Section 4. Mercure, l'Eau, l'imposture herméneutique et le chauffeur de bus.

En 2002, j'avais annoncé un atelier annuel de psychologie élémentale à Bordeaux, en France. Nous nous attendions à n'être que quelques praticiens de Reiki, mais nous nous sommes retrouvés à plus de cent-vingt étudiants. La loge locale du Droit Humain nous avait gentiment prêté une salle, sans doute dans l'ignorance totale des mes publications sur la théosophie et mes critiques sur le maçonnisme.

Face à cette masse d'auditeurs, j'ai dû revoir mon programme d'études. Pour faire baisser la pression collective, j'ai scindé l'atelier en deux groupes. Puis j'ai constitué des couples de travail. Ils ont été ensuite répartis en cinq loges, une par élément.

On a commencé par un portrait chinois. Chacun devait ensuite présenter l'autre. Puis chaque loge a réfléchi à des situations de distorsions élémentales, en référence à des événements traumatiques du passé. Chaque groupe a été invité à les jouer, les différents acteurs passant tour à tour comme auteur, victime et témoin de la distorsion. Nous avons ensuite étudié les moyens de les corriger et l'avons joué comme un pièce de théâtre.

Le fait est que le nombre de participants était impair. Un grand gaillard balafré, au parler haut et chauffeur de bus s'est retrouvé seul, personne ne souhaitant lui tenir compagnie. Il a donc fait l'atelier complet avec moi, comme stagiaire et assistant.

Cet épisode m'a tout de suite donné l'intuition que le chauffeur de bus souffrait d'une certaine solitude, dans la mesure où les stagiaires l'avaient tous instinctivement rejeté. J'ai soupçonné immédiatement une distorsion élémentale Feu, liée à la perception, et une problématique avec Mercure, qui influe sur les transports.

ELEMENT	BOUDDHA / NON-EGO	AGREGAT DU MOI - TYPE D'EGO	DISTORSION KARMIQUE
FEU	Amitabha Compassion	Samjna Perception Attachement	Isolation, solitude

Or, je me suis aperçu rapidement que le chauffeur de bus avait travaillé son Reiki avec beaucoup de rigueur. Il m'a rapidement décrit ses progrès : son instabilité de jeune adulte, son attachement jaloux à sa femme puis son divorce douloureux, sa solitude et sa souffrance dans son emploi, puis sa rencontre avec le Reiki, son travail sur l'attachement et la découverte de la compassion comme moteur de son existence, y compris dans son activité professionnelle en quartier difficile.

Les étudiants avaient réagi à une distorsion qui était là physiquement mais avait disparu dans l'énergie du chauffeur de bus. Son Elément s'était corrigé mais son physique portait encore la trace de la distorsion.

Sujet clinique intéressant pour moi…

Au final du stage avec ce chauffeur de bus comme acolyte du Bouddha de la compassion (Amitabha), j'ai demandé à chaque groupe de présenter la théorie, ses constatations et ses progrès dans la méthode. Les résultats étaient satisfaisants, avec un niveau moyen assez bon de compréhension et une grande chaleur humaine au sein des groupes.

Le chauffeur de bus est celui qui avait le mieux compris et pratiqué durant les trois jours du stage. De la sorte, c'est lui qui a été chargé de présenter le résumé et les conclusions. Il fut brillant et les larmes coulent sur bien des joues.

Certaines personnes du groupe vinrent me trouver pour s'excuser d'avoir rejeté le grand gaillard sur le simple fait de son apparence. Je les ai invités à le lui dire et c'est finalement tout le groupe, majoritairement constitué de femmes, qui l'a entouré et a manifesté son affection. Moment émouvant… La compassion de ce chauffeur de bus s'était diffusée vers les stagiaires, par effet de communication et malgré la réaction première de rejet.

Expérience clinique très intéressante pour moi. J'avais rencontré une personne influencée négativement par Mercure mais ayant travaillé sa distorsion élémentale puis énergétique. Au final, le chauffeur de bis avait dé elopép les qualités de la planète : intelligence, intérêt, mobilité et médiation.

Energie primaire	Glande Elément Agrégat	Equilibre	Manque de vitalité	Excès de vitalité
5. Mercure	Surrénales Eau Forme	Intelligence, intérêt, mobilité, médiation	Manque d'intérêt pour le présent, contacts pauvres, maladresse	Instabilité, tromperie, curiosité malsaine, âpreté au gain

Cet épisode de gaieté collective passé, je suis revenu à Bordeaux l'année suivante pour approfondir la distorsion élémentale et énergétique Eau / Mercure. J'ai limité le groupe à douze personnes. La réaction face au chauffeur de bus se manifestait en effet sur ce registre et je souhaitais approfondir la formation des enseignants de l'école de Reiki locale sur ce point, pour renforcer leur résistance psychique au contexte.

Bordeaux est une ville négrière, où le protestantisme s'est enraciné ainsi que le maçonnisme dés les débuts de l'ère moderne. Il y a donc un terrain et j'oserais dire un « karma ».

Bordeaux est également une ville universitaire, ouverte sur le monde, intéressée par l'innovation et ayant joué un rôle de médiation important dans le commerce de la laine, du vin et des idées. C'est le ville de l'hermétisme, présent sur bien des façades des riches bourgeois, et le point de départ du maçonnisme avec le sinistre pasteur huguenot John Theophilus Desaguliers, co-auteur des Chartes d'Anderson.

Bien sûr, le Bordelais est parfois dans l'excès : instable, trompeur, malsain dans sa curiosité et âpre au gain. Il est parfois dans la carence : il manque d'intérêt pour le présent, ses contacts avec autrui sont superficiels et distants, et il est parfois maladroit.

Bref, Mercure et Eau règnent en maîtres dans la ville. S'attaquer aux distorsions du Bordelais, c'était ambitionner de saper le contre-empire du faux hermétisme à sa base. Et cela a bien fonctionné…

Une fois la lumière faite, tout s'écroule.

Section 5. Mars, la Lune et les tortures psychotroniques.

Une autre expérience clinique me concerne plus personnellement. Comme ancien militaire du renseignement affecté à des opérations sensibles pour la République française, mon père a été surveillé toute sa vie. Pour s'assurer son silence, divers moyens ont été utilisés et en particulier la menace puis la camisole psychotronique.

Ce matériel s'est généralisé à la fin des années 1970, après une réunion du groupe de Bilderberg en 1979, où instruction a été donnée aux polices occidentales de diriger cette arme contre la population pour la maintenir sous contrôle. Les soviétiques et chinois firent de même dans leurs pays, dont on connaît les mutations extraordinaires dans les années 80 et la manière dont les peuples les suivirent sans broncher.

En tant que fils de militaire, j'ai donc été depuis l'âge de 13 ans soumis à deux types de harcèlement :
- un champ de suggestion sonore à l'aide d'armes mises au point par Vladimir Gavreau et diffusés via le téléphone fixe de mes parents avec la complicité de l'opérateur ;
- un champ électromagnétique artificiel produit en installant un variateur d'oscillation magnétique sur le réseau de fourniture d'électricité après le compteur de notre maison.

Ce harcèlement a genre dans ma vie une forte distorsion de l'élément Terre, avec des problématiques liées à la Lune et Mars. J'ai toujours été obsédé par l'insignifiance, qui me semblait un danger. N'être personne en particulier et n'avoir rien à dire.

J'ai fondé mon existence sur un principe : être un individu authentique et original. Cela a guidé mes choix d'études (l'histoire du droit et la psychologie éducative) et ma vie professionnelle (juriste, guérisseur et auteur de livres de psychologie - sociologie).

ELEMENT	BOUDDHA / NON-EGO	AGREGAT DU MOI - TYPE D'EGO	DISTORSION KARMIQUE
TERRE	Ratnasambhava Equanimité	Vedana Sentiment Agressivité et témérité	Insignifiance

J'ai décrit dans d'autres ouvrages[41] les raisons pour lesquelles je me suis retrouvé en prison quatre ans avant d'être innocenté, et le détail des tortures qui m'ont été infligées par microondes et infrasons, jusqu'à provoquer mon cancer foudroyant. Lors des phases extrêmes d'irradiation, la psychologie élémentale m'a été d'une grande aide. Le Reiki m'avait accoutumé à gérer

---

[41] Pascal Treffainguy - Kolber, Le meurtre à la hache de Hassel et Tortures psychotroniques au goulag de Schrassig, 7 Ecrit, Paris, 2016 et 2017, ISBN 978-2-36849-924-5 et 979-10-326-0040-5.

l'électromagnétisme de mon corps et la manière dont il se polarise pour exprimer ou réprimer les mémoires. La psychologie élémentale m'avait donné la clef de mes réactions émotionnelles, pour en rediriger l'énergie pour l'exprimer en équilibre.

Energie primaire	Glande Elément Agrégat	Equilibre	Manque de vitalité	Excès de vitalité
6. Mars	Foi Pancréas Terre Sentiment	Mental pratique, fougue, force de décision, activité	Ignorance, angoisse, couardise, passivité, manque de décision	Agitation, témérité, irascibilité, agressivité, querelles
7. Lune	Ovaires / Testicules - -	Sens de la nature, sollicitude, aptitude à soigner	Insensibilité, manque d'instincts sains, paresse	Débauche, ivrognerie, tout pour le bien-être

En particulier, je souffrais d'une kyste sur le foie, ce qui m'exposait évidement à des tortures ciblées à ce niveau, et de polypes chroniques au niveau de la jonction colon-rectum. On connait la valeur symbolique du foie lié au principe paternel, ce qui a laissé tout champ à mon tortionnaire de la police judiciaire pour transformer les interrogatoires en « voice-to-skulls » en séance de tortures bien physiques. Son objectif : me rendre passif et agité alternativement, en influant sur mon énergie martienne, et bloquer mon Reiki, en distordant ma Lune.

Peine perdue. J'avais bien équilibré mon énergie lunaire par la pratique du Reiki, le tortionnaire n'a donc pas pu m'atteindre à ce niveau. J'ai donc profité de cette situation pour équilibrer mon énergie martienne, en rapport avec mon élément Terre : combattre, car mon type psychologique tend à me rendre paisible et éviter le conflit. Je devais y aller et y aller en force. Je le fis avec succès, jusqu'à renverser le système d'accusation et devenir un cauchemar pour les fonctionnaires impliqués dans le répressif psychotronique.

Le V2S - comme son nom voice-to-skulls l'indique - est une technique qui permet à un opérateur distant de communiquer avec le détenu via ses os. Ils servent ainsi de caisse de résonance interne aux questions formulées et transmises par microondes. Il est facile de transformer cette technique illégale en véritable gégène, dotée en plus de la capacité à mettre sous hypnose les détenus et leur faire adopter tout comportement voulu, telles des marionnettes.

Les variations produites dans la cellule par modulation de l'oscillation magnétique via un magnétron de four microondes placé dans le bloc radio permettent de dérégler le système hormonal des cibles et produire des hallucinations comme des phases d'abattement ou d'euphorie. Survivre à ce niveau d'exposition d'infrason et d'ondes mortelles est assez exceptionnel. Ceci se passe partout en Occident, en toute illégalité.

J'ai pu remarquer lors des pics des séances journalières de torture que cette technique amplifiait les mémoires inscrites sur le corps, que les sciences de l'Inde ancienne appelaient les « samskara » ou moteurs existentiels. Lorsque ces derniers ont submergé la conscience ordinaire et provoqué son silence, il se forme une sorte de double satanique du sujet, entièrement composé de nos mémoires, que le technicien va diriger à volonté pour lui faire commettre les pires horreurs, y compris se suicider. Un opérateur peut même transférer ses propres mémoires sur sa victime ou en provoquer à dessein de nouvelles.

Le prisonnier a perdu tout libre arbitre et agit au bon vouloir du champ formé par les mémoires et de la volonté du tortionnaire. Le centre pénitentiaire de Schrassig détient ainsi un record toute catégorie de suicide carcéral, suicides dont les policiers sont les véritables instigateurs. Je passe sur les cancers et les cas de démence. On y forme d'ailleurs plus de terroristes que chez DAESH, et en toute discrétion. Terroristes toujours bien connus des services de police, ayant soudainement échappé à la surveillance avant de commettre les pires horreurs auxquelles ils ont été suggestionnés par la police ou l'armée, pour ensuite légitimer de nouvelles lois liberticides et des investissements dans les services secrets et de répression. Le mécanisme de manipulation est bien rodé, juteux et le plus parfait instrument de domination d'une société par la peur.

Outre le ciblage de certains individus, le matériel est plus généralement dirigé sur la population, en vue de gérer un chaos social selon la doctrine inscrite sur le dollar « ordo ob chaos ». Il permet d'orienter les votes en période d'élection et de fabriquer artificiellement de la délinquance et du terrorisme. La démocratie n'existe plus depuis 1979 et la tyrannie sociale se met en place, bien plus efficacement que par une guerre conventionnelle, pour parvenir à un élément clef du messianisme frelaté.

Certains individus sont plus oiblés, en particulier ceux dont le QI dépasse 110 ou ont obtenu un second cycle universitaire. Le Sénateur américain Jesse Ventura a consacré en 2010 sous le titre « Manchurian Candidate » un des épisodes de sa série « Conspiracy Theory » aux pratiques illégales de ciblage et de harcèlement des citoyens par l'usage du matériel psychotronique (tours GWEN, réseaux GSM, PC et GSM des victimes, WIFI et spots de diffusion dans les lieux publics dissimulés dans les détecteurs d'incendie)[42]. Un profil des victimes a été établi, qui confirme le ciblage des élites, en vue de constituer une masse nationale de crétins, au service du mondialisme libéral et d'apparence judéo-maçonnique, dirigés par l'hypnose et la peur.

Face à la meute de psychopathes en robe, en uniforme et en cellule, il a fallu - pour tenir bon - une équanimité à toute

---

[42] Article de Wikipedia : https://en.wikipedia.org/wiki/Conspiracy_Theory_with_Jesse_Ventura

épreuve et sans limite. Lors des quatre années où j'ai été torturé à Luxembourg, j'ai expérimenté tous les éléments doctrinaux de la psychologie élémentale, dans un environnement où la pollution électromagnétique anormalement élevée produisait une hyper expression des mémoires corporelles et de l'influence négative d'autrui.

C'est ainsi que pour ma part ces deux pratiques ont prouvé leur effet clinique. Non seulement je ne suis pas devenu fou, mais mes interlocuteurs ont exprimé en public des niveaux de ridicule et de mauvaise foi rarement atteints, qui ont eu pour effet de faire s'effondrer l'accusation. Jamais je n'avais cru voir des policiers et des magistrats, jusqu'avant la cour d'appel, manifester une telle démence psychotronique, caractéristique du satanisme et de l'emprise mémorielle.

Quant au psychotronisme, qui n'est qu'une variante électronique de la magie noire, de la sorcellerie et de l'envoûtement maléfique des anciens, il constitue par son ampleur et la force de son emprise le pire crime contre l'humanité et le libre arbitre jamais connu. Il va sans dire que l'Occident se prépare une sanction en retour, que ne mesurent pas les imbéciles impliqués dans ce programme.

Plus particulièrement dans mon cas, c'est mon énergie martienne qui était visée et l'élément Terre. On se souvient que Mars s'exprime par un mental pratique, la fougue, la force de décision et l'activité concrète. Le but de mon incarcération et des tortures étaient évidemment de me faire taire. Pas facile pour un agent secret, voué à l'Etat-nation et au socialisme, d'avoir à entendre mes commentaires sur l'idole du nationalisme et la vacuité des réponses du marxisme à la souffrance des prolétaires.

En excès ou en carence, le ciblage psychotronique me visait au foie, au pancréas et au niveau sexuel, dans le but de m'empêcher d'enseigner (fonction foie / père), de construire et d'enfanter. L'élément dominant du policier qui a initié mon ciblage psychotronique est évidemment la peur que je représentais pour lui dans sa recherche de pouvoir.

Le psychopathe ne pouvait percevoir dans mon expression qu'agitation, témérité, irascibilité, agressivité et querelles ou l'ignorance, l'angoisse, la couardise, la passivité et manque de décision. Pourquoi? Parce que lui-même vivant dans des cycles d'excès et de carence, il ne pouvait identifier en moi l'expression stable de l'élément Eau et des énergies martienne et lunaire.

Cet état de fait s'était amplifié après deux événements :

1. J'ai vu le policier en question et sa fille, qui dans ma classe de lycée récoltait des renseignements pour le compte de son père. Ils étaient montés sur une moto et il était visible que la fille nourrissait un sentiment amoureux pour son père. Par simple compassion, je lui ai indiqué que l'inceste psychologique - même non vécu - peut amener des troubles de la fertilité ou en être le moteur. Or, la jeune fille en question avait des kystes ovariens, en faire état a

été ressenti comme une menace. Son plaisir libidineux à aduler un père, qui pour moi était un rat d'Etat-nation voué au socialisme, était grotesque et le fait que je l'ai souligné à déclencher une guerre. La jeune fille n'a eu de cesse de répandre toutes sortes de calmons à mon encontre.

2. Las de son attitude, je lui ai cloué le bec en cours d'histoire sur un sujet politique où elle m'avait traité de fasciste, en lui demandant si elle prenait des notes ou écrivait son rapport pour son cher papa. Dans la mesure ou l'un et l'autre étaient démasqués, le flic ripoux et la libidineuse stérile disparurent, le père ayant demandé sa mutation à Toulon.

Depuis, j'ai appris à être plus discret au quotidien sur les cas individuels, mais mes écrits produisent le même effet sur les ignorants, et en particulier la bande de psychopathes aux écoutes téléphoniques et au harcèlement psychotronique des opposants. La vérité abrupte de la psychologie élémentale ne plait pas. Le monde moderne aime trop ses mensonges. Mais au fond de lui, c'est comme chez les policiers : la peur domine.

Le flic a les foies. Peur de la société, peur de rater sa carrière dans une profession où les vocations sont rares et le métier choisit pour sortir d'un état dépressif lié à l'échec scolaire, peur légitime de se faire tuer ou de se faire pincer dans les arrangements avec la loi (pour les besoins sacrés de l'enquête)... la vie du policier est douloureuse pour le foie et la pancréas. C'est d'ailleurs un corps social où l'on rencontre le plus de pathologies hépatiques, notamment liées à la consommation d'alcool, et de troubles psychiatriques, avec une alternance de cycles répressifs et dépressifs. Le policier constitue avec les agriculteurs modernes et les enseignants, le top 3 des origines professionnelles des patients en internement psychiatrique.

L'agriculteur détruit la nature et traite les animaux en viande sur pieds. L'enseignant professe les inepties scientistes et l'idéologie maçonnique nauséabonde de la République, quand il n'est pas marxiste ou terrorisé à l'idée de perdre le contrôle de sa classe, face à un public informé, qui n'entend plus respecter les imposteurs de la culture. Les policiers et les militaires votent à plus de 55% pour le Front national, un parti xénophobe et antisémite notoire, dans un climat délétère où l'Arabe est devenu le nouveau Juif des spécialistes de la paranoïa.

La psychologie élémentale apporterait de grands bienfaits à ces trois corps de métiers, avec à la clef un questionnement sur ce qui est produit, enseigné et protégé. Mais là la réflexion serait douloureuse car in-fine, ils ne nourrissent pas, n'enseignent pas et ne protègent pas. Ils sont occupés à intoxiquer le corps et l'âme, tout en gardant le troupeau des moutons des banquiers assez tranquilles pour pouvoir être tondus puis passés à la boucherie. Les trois grand apostats de l'Etat-nation sont là, parodies sataniques des castes de sédentaires.

Le général américain du corps des marines, Smedley Darlington Butler, dans son autobiographie publiée en 1935, a vendu la mèche sur le tard, devenant un ardent pacifiste, et fut même entendu par la Chambre américaine des représentants lors d'une enquête parlementaire :

« J'ai passé trente-trois ans et quatre mois en service actif au sein de la force militaire la plus mobile de notre pays : le corps des marines. J'ai occupé tous les grades d'officier, de sous-lieutenant à général de division, et, durant cette période, j'ai consacré le plus clair de mon temps à servir le grand capital, Wall Street et les banquiers, comme homme de main de haut vol. En bref, j'ai été un racketteur à la solde du capitalisme. C'est ainsi que j'ai contribué, en 1914, à faire du Mexique, et spécialement de Tampico, un lieu sûr pour les intérêts pétroliers américains. J'ai aidé Haïti et Cuba à devenir des endroits suffisamment respectables pour que les hommes de la National City Bank viennent y gagner de l'argent. En 1909-1912, au Nicaragua, j'ai participé à l'épuration au profit de la banque internationale Brown Brothers. En 1916, j'ai apporté la lumière à la République dominicaine pour le compte des intérêts sucriers américains. En 1913, j'ai fait en sorte que le Honduras soit mûr pour accueillir les compagnies fruitières des États-Unis. En Chine, en 1927, j'ai veillé à ce que la Standard Oil puisse vaquer à ses activités sans être inquiétée. Pendant toutes ces années, comme l'auraient dit les hommes attablés dans l'arrière-salle, les affaires ont superbement marché pour moi. J'ai été récompensé par des honneurs, des décorations, des promotions. Quand je regarde en arrière, j'ai le sentiment que j'aurais pu rendre quelques points à Al Capone. Au mieux, il ne pouvait pratiquer son racket que sur trois arrondissements de la ville, alors que nous, les marines, opérions sur trois continents[43]. »

Wikipedia l'évoque en ces termes:
    « Smedley Butler était désigné pour mener une armée de 500.000 hommes et assassiner Franklin Delano Roosevelt afin d'installer un État fasciste aux États-Unis. Il refusa ce rôle et dénonça le complot au grand jour. Selon ses dires, les instigateurs du complot étaient des gens de Wall Street dont la famille Dupont, des magnats de la sidérurgie américaine comme Standard Oil, General Motors, la Chase National Bank, Goodyear, ainsi que Prescott Bush. Malgré sa déposition qui ne fut en partie pas mise en doute par la Chambre des représentants, celle-ci refusa de poursuivre les conspirateurs. Quant aux médias, ils furent partagés sur l'affaire. L'affaire est plus connue sous le terme Business Plot[44] ».

Etonnant, non? Je ne demande pas d'être cru. Je souhaite que les lecteurs considèrent les preuves factuelles.

---

[43] Smedley Darlington Butler, War is a Racket : An Autobiography, Round Table Press, New York, 1935

[44] Wikipedia: Smedley Butler, https://fr.wikipedia.org/wiki/Smedley_Butler

Chapitre 2. Mes exercices appliqués.

Les exercices de psychologie élémentale sont d'une simplicité enfantine, à tel point qu'on se demande comment elles pourraient être une menace pour les cinq philosophies de la modernité. Il est vrai que cette dernière déploie beaucoup d'énergie et de pions pour entretenir nos corps dans la maladie, inoculée à coup de vaccination de masse et de mal-bouffe, et nous faire penser faux.

Le chiffre d'affaire annuel mondial de l'agriculture industrielle, de la médecine pharmaceutique et des médias est de tel qu'il permet de mener sans aucun problème la corruption des politiques, d'obtenir la collaboration aveugle des professionnels et d'obtenir du public son consentement passif par la propagande médiatique. Ce sont les « quatre CO » : conjuration financière, corruption politique, collaboration professionnelle et consentement du CONsommateur.

En France l'industrie agroalimentaire, c'était en 2010 : 13.500 entreprises, 57,2 milliards d'euros de chiffe d'affaire (4.700,00 € à la seconde) et 415.000 serviles. Premier secteur industriel national, il situe la France au 4ème rang mondial des pays exportateurs de produits alimentaires, pollués à plus de 50% par des pesticides, quelques fois radio-actifs depuis Tchernobyl et dont la moitié est jetée à la poubelle avant ou après consommation[45].

L'industrie pharmaceutique, c'était en 2015 plus de 35 milliard d'euros et 100.000 salariés, hors médecine. L'industrie médiatique : 69,4 milliards d'euros.

Soit plus de 150 milliards d'euros pour manger de la merde, se faire droguer et laver le cerveau, à mettre en rapport avec les 300 milliards d'Euros de budget de l'Etat-nation et de financement des organisations internationales (UE, ONU, OTAN).

Soit 6.500,00 euros par Français et par an / 535,00 euros par mois. On comprend mieux l'enjeu quand un cours de 20 heures de psychologie élémentale coûte 120,00 euros pour la vie ; soit moins de 0,30 Euros sur 40 ans de pratique moyenne. La mouche n'arrêtera pas le train mais elle rend le conducteur fou.

On doit tout de même mettre entre en garde les étudiants. Comme la plupart des techniques mettant en oeuvre l'énergie psycho-subtile, la pratique de la psychologie élémentale ouvre au domaine préternaturel, c'est à dire le champ lumineux stable sur lequel les éléments se déploient

---

[45] Chiffres Planétoscope : https://www.planetoscope.com/agriculture-alimentation/928-chiffre-d-affaires-de-l-industrie-agroalimentaire-en-france.html

et dont les sept énergies sont une vision prismatique ou en arc-en-ciel.

Les anciens Européens la considéraient comme un « petit mystère », réservé l'aristocratie, le peuple pouvant en faire un mauvais usage. Ils l'appelaient la sorcellerie et la punissait par le feu, l'énergie préternaturelle pouvant servir à alimenter les mémoires pour obtenir un effet hypnotique. Ne retrouve t-on pas ici le psychotronisme, cette forme ultime de maltraitance moderne ?

Section 1. L'énergie préternaturelle dans la psychologie élémentale tibétaine.

L'accès au domaine préternaturel, avec sa vitalité, ouvre à un choix cornélien. Soit l'individu est capable de la transcender et d'accéder à la contemplation métaphysique de Dieu. Soit il en reste prisonnier et va l'utiliser pour affirmer violemment son individualité.

Au niveau individuel, un exemple caractéristique des méfaits de l'accès à l'énergie préternaturelle par l'ego est relaté dans le film « Holy Hell » de Will Allen, relatant les méfaits du faux-gourou Michel, également appelé Andréas.

L'histoire est celle d'un danseur, issu de milieux lucifériens de Hollywood, qui s'est fait aduler comme un être spirituel authentique. Michel avait tourné dans le film sataniste « Rosemary's baby ». Acteur raté passé au porno « tantrique », il était aussi passé maître dans l'accès au domaine préternaturel (par le Reiki, le Reishi ou une autre technique, on l'ignore). On ne peut le préciser dans la mesure où l'individu en question est resté flou et contradictoire sur ce sujet.

Michel va succomber aux délices de l'hypnose et de l'utilisation des mémoires comme moyen de conditionnement de ses disciples, évidemment pour les exploiter financièrement. Notons qu'il a bien fait l'expérience du champ de lumière / vie avec ses qualités de radiance, imminence et luminance ; c'est à dire du domaine préternaturel. Toutefois, comme il n'a pas dépassé l'attachement à son ego et n'est pas resté authentiquement compatissant, il a embarqué son groupe dans un délire cultiste où la communauté va combler son désir de devenir une star et un pygmalion.

Bien entendu, Michel aura pu donner des expériences spirituelles authentiques du domaine préternaturel à ses disciples... mais il les aura hélas infectées de ses propres problématiques, jusqu'à reproduire les abus sexuels dont il avait été victime dans les groupes sataniques de son enfance. Il a ainsi abusé de plusieurs hommes, à qui il a parfois imposé l'homosexualité et des viols. Ses anciens disciples saluent unanimement l'expérience spirituelle qu'ils ont vécu, dans le cadre du retour à la nature, d'une vie collective de type socialiste et d'un commerce lucratif... mais aussi les abus et la tromperie dont ils ont été victimes. Les deux sont liés.

Le fondateur du Reiki, Mikao Usui, a su éviter ce piège, car il était allé au bout de la stratégie isolement / solitude à Kurama. Le tremblement de terre Kantô lui a donné le cadre pour manifester sa compassion, de manière naïve puis vraiment altruiste lorsqu'il a cadré sa pratique pour la transmettre. Idem avec maître Shinran du Bouddhisme Tendaï, qui a compris le mécanisme par lequel les croyances erronées rendaient l'être étranger à lui-même et autrui, pour le faire entrer dans un cycle d'actions erronées et de regrets.

Avec l'accès à la dimension préternaturelle et son énergie, il se manifeste toujours une noosphère autour du professeur, un champ de bouddha ou « Buddhafield », où les étudiants cherchent volontiers du confort et une prise en charge affective. Cette sphère peut amener à recréer les schémas de la famille, avec sa sécurité et ses abus. Il est important de ne pas céder, car la véritable spiritualité nous impose de nous poser en adultes et de fermer la porte des mémoires et de l'enfance. C'est ici et maintenant.

L'inventeur du DaiReiDô, Morihei Tanaka, n'a pas su éviter cet écueil dramatique, comme généralement la science moderne. Les anciens n'ignoraient pas l'existence de l'atome et certaines possibilités d'en libérer les pouvoirs. Les Egyptiens et les Mayas par exemple semblent avoir compris comment déplacer des blocs sur de longues distances en utilisant la différence de polarité entre les courants géomagnétiques et les cristaux contenus dans la roche.

La preuve en est que nos moyens techniques actuels de construction et de levage ne pourraient en aucun cas réaliser les prouesses dont ils ont été capables, eux ou leurs prédécesseurs. Ils se sont abstenu pour des raisons spirituelles: soit que ces possibilités de progrès techniques les aient effrayés quand à leur conséquence ; soit que l'apparition de ces dernières attendait que l'humanité atteigne un niveau d'aveuglement et d'ignorance les rendant désirables.

De même du surnaturel, c'est à dire ce qui dépasse le domaine naturel d'un homme. Le refus d'un croyant de regarder dans un microscope ou un télescope n'est en rien une manifestation d'obscurantisme mais un constat. La nature a limité l'homme à percevoir et agir dans un cadre. En s'affranchissant de ce cadre par des moyens d'observation techniques et en agissant dans ce domaine pour produire des effets contingents, l'homme sort de son rôle et de sa fonction. En réponse, il ne peut avoir qu'une réaction retour de l'environnement extrômoment violente.

L'ambition de l'homme moderne de dépasser et même d'humilier la nature est à ce titre tout autant puérile que dangereuse. Ce faisant, il s'expose à une sanction en retour de ses violations. On la constate chaque jour. La création de matières plastiques et la gestion chaotique des déchets ont conduit de nos jours à menacer tous les écosystèmes marins. Des continents de débris flottent au milieu des océans, perturbant gravement la génération du plancton et de là le fonctionnement de toute la chaine alimentaire du règne aquatique.

La génération d'isotopes comme le cesium et le plutonium dans la production d'électricité a engendré des pollutions qui vont affecter l'humanité pour des centaines de milliers d'années. Le Livre de l'apocalypse de saint Jean prophétise même la mort complète d'un océan, dont il faut être aveugle pour ne pas y voir l'atlantique nord, ceinturé par une centaine de réacteurs nucléaires.

Si un tsunami était généré par la chute de la caldeira des Açores, fait annoncé par les scientifiques comme imminent, les centrales atomiques seraient inondées jusque plusieurs centaines de kilomètres à l'intérieur des terres, avec un effet comparable à celui du drame de Fukushima à l'exponentiel.

Malades mentaux…

Section 2. L'analyse thérapeutique en psychologie élémentale tibétaine.

En psychologie élémentale, la thérapie est centrée sur la correction des distorsions élémentaires et des sept énergies. La consultation est généralement basée sur l'écoute de la souffrance du patient : ce qui l'amène là.

On lui explique ensuite le mécanisme général consistant à accueillir les émotions et les névroses mais pour utiliser leur force élémentale et leur énergie à des fins curatives. Le plus grand travail est de conforter le patient dans le constat que ce qu'il vit est logique, normal, basé sur des causes et produira des résultats. Il n'y a rien d'original et tout s'explique.

Au-delà de la consultation, presque toujours complétée par un bilan astrologique servant d'index (thème astraux tibétains de naissance et karmique, et révolution solaire annuelle), il est conseillé d'apprendre la technique. C'est un travail de longue haleine qui doit conduire l'étudiant à réviser ses croyances, erronées car héritées de la modernité et d'habitudes familiales plus ou moins pathologiques.

Apprendre le mécanisme en vue de le réaliser : cette stratégie peut prendre une vie, mais il faut bien commencer. La découverte du fonctionnement élémentale puis énergétique gagne à être accompagnée de deux techniques, que j'enseigne et conseille : le Reiki, pour son accès à l'énergie préternaturelle et au corps subtil, et le Naïkan, pour sa plus grand simplicité que le psychologie élémentale et la vitesse du progrès du patient lors des courtes séances d'analyse. Une fois l'ego démasqué pour ce qu'il est - une illusion nécessaire à la survie - la transformation est en route de manière accélérée. Les émotions ne sont plus ni déconsidérées, ni craintes, ni les maîtresses à bord du navire.

Je vais laisser la parole à mes patients et étudiants de Naïkan en janvier 2009 (www.naikan.onlc.eu), j'ai cessé depuis de consigner les témoignages :

17 janvier 2009 (posté le 17/01/2009 à 21:02)
Lors de notre premier entretien Naïkan, j'ai pensé : "voilà quelqu'un de faible, voire de peu crédible". Vous paraissez un peu fragile, vous écoutez, vous hochez de la tête, vous semblez aller dans mon sens. Au second entretien, j'ai pensé : "voilà quelqu'un de dur, une vraie peau de vache". Puis, j'ai pensé enfin : "voilà quelqu'un de bien". Au final, je n'ai plus rien pensé du tout. J'ai compris qu'au début mon petit personnage habituel croyait naïvement pouvoir vous utiliser, comme à son habitude. Il a vite déchanté, et il a alors essayé de se montrer faible, pour appeler votre compassion. Autre stratégie puérile de manipulation de ma part. Ensuite, j'ai essayé de faire "ami-ami". Tout aussi inutile. Au final, je me suis rendu compte que vous aviez été un miroir, sans jugement, juste là ... mais incassable dans votre fonction. Je me vois comme je suis maintenant, dans le miroir de la vie. C'est une expérience très

douloureuse, comme celle de devenir adulte, mais salutaire. Maintenant, je dis : "merci". On devrait vous faire payer par la sécurité sociale.

Lu sur Internet (posté le 17/01/2009 à 20:20)
(...) je me suis trouvé épuisé et suis devenu névrosé. J'ai alors rencontré le « Naikan hô » (méthode d'observation intérieure) du maître zen Hakuin. J'ai lu son livre et quelques autres et travaillé à fortifier mon énergie par la respiration et la méditation à l'aide de maître Terada qui était en même temps maître Zen. Grâce à ce travail j'ai retrouvé la santé en deux mois et ai avancé dans mon art. La méthode de Hakuin consiste en travail de la respiration abdominale avec une méditation liée à la sensation de la circulation d'énergie dans le corps. Hakuin a mis au point cette méthode à partir de sa longue pratique du zen et l'étude de méthode taoïste. Hakuin a écrit son ouvrage après s'être lui-même guéri de la tuberculose, considérée à l'époque comme incurable (1).
Note.
(1) Hakuin (1685-1768). Deux de ses ouvrages, « Yasen-kan-na » et « Yabu-koji » sont réunis dans le n° 10 de la collection « zen no koten » (classiques du zen) - non traduit. Ed. Kodansha, Tokyo, 1982
Source :
http://www.tokitsu.com/presentation/articles/fr/reflexion-historique-sur-le-karate-6/letape-ultime-question-cruciale-pour-le-budo-voie-zen-hakuin.html

Lu sur Internet (posté le 17/01/2009 à 18:36)

Je viens tout juste de me procurer ce livre (sur le Naïkan). C'est effectivement très intéressant, et les résultats cliniques (même si ce n'est pas une médecine, mais le parallèle est quand même souvent fait avec la psychothérapie) sont tout simplement surprenants. L'efficacité de la méthode pourtant simple est démontrée, largement. Il faudrait qu'il y ait un séminaire en France (...) lire. En lisant ce livre, de bout en bout, je me suis rendue compte que j'avais travaillé le Naïkan sans le savoir, lorsque j'étais toute seule pendant presque 3 ans, à méditer dans mon appartement, après mon divorce. J'ai consacré tout mon temps à l'étude des arts martiaux, et à la méditation, et les questions proposées dans la méthode, je me les suis posées moi-même, sur tous les personnages influent dans ma vie, et le résultat a été aussi très surprenant. Ce livre qui ne coûte pas grand chose est vraiment très intéressant à lire. Je le conseille également (depuis ce témoignage, cette personne est devenue enseignante de Reiki).

10 janvier 2009 (posté le 10/01/2009 à 16:52)
Je suis maître Reiki ainsi que Médecin Traditionnelle Chinoise, cela fait plusieurs années que je voulais vous contacter (...) je n'avais pas de nom, je n'avais qu'un livre que j'ai photocopié à l'époque, provenant d'une de mes élèves (...) Cela fait 7 ans, j'ai cherché, j'ai trouvé. Je suis très honorée de vous avoir trouvé, j'ai lu votre site, je n'en croyais pas mes yeux (...) Vos écrits me permettront d'enseigner correctement le Reiki (...) Voilà, je ne veux pas vous ennuyer plus longtemps, vos écrits sont tellement

élevés qu'il faudrait mettre "s'abstenir pour ceux qui ont le vertige". Mille fois merci, au plaisir de vous lire.

13 janvier 2009 (posté le 13/01/2009 à 15:43)
Ce que mon épouse traverse en ce moment, vous l'aviez prévu et nous étions sceptiques. Les évènements actuels et leur caractère en apparence très négatifs sont en fait (si j'adopte votre regard aigu) une opportunité de changer notre manière de vivre. Je sens que c'est comme une maladie, avant la santé revenue ; ou un orage, avant le beau temps. C'est incroyable combien le regard, que nous portons sur une situation, la change. Elle apparaît alors comme un message d'espoir, un court tunnel à traverser avant la lumière. Pourquoi ne nous apprend t-on pas à voir ainsi la vie dès l'enfance ? Nous perdons du temps (...) on s'éloigne de soi. Je réalise que le Naïkan, c'est accepter la vie, pour s'accepter soi et alors la force de la vie augmente en moi. Refuser la vie telle qu'elle se présente est notre folie. Tout est là pour nous aider, mais le masque social nous empêche de voir. Il me tarde de progresser dans la méthode. Merci pour votre aide.

Section 3. Les méditations de la psychologie élémentale et énergétique tibétaine.

La prière aux Précieux Maître, Padmasambhava, et les indications de Tömpa Shenrab Miwo, un Bouddha du Bön, sont pour moi deux textes fondamentaux de la culture tibétaine. Ils m'ont accompagné tout au long de mon parcours spirituel, dans la connaissance puis la réalisation de la psychologie élémentale.

La figure du maitre Padmasambhava du Tantrisme indien est un modèle de maîtrise de la psychologie tantrique. La prière à Gourou Rimpoché, vu comme « Bouddha de médecine », est un délice de condensé de la pensée bouddhiste en cinq sons et de leur don de guérison : Om, Ah, Hum, Hrîh et Tram (prononcer « Treum »).

Chacune des syllabes sanscrites se voit ainsi associée à un Elément, une ou deux énergies astrales et leur pouvoir de libération.

La « Voie du son pur » (« akar tegpa ») - de Tönpa Shenrab Miwo et plus généralement du Bön - décrit les pratiques d'Eveil immédiat à partir du travail sur les cinq Eléments, la théorie de la Réalisation au travers des schémas initiatiques (mandalas), des geste (mudras) et des sons (mantras) et la Libération par les rituels de génération de la divinité.

Avant d'en venir à la technique, je vais présenter brièvement ces deux figures imposantes de l'Himalaya, ainsi que mon lama préféré.

Padmasambhava.

Padmasambhava est un maître bouddhiste marié du VIIIe siècle, apparu dans le Pakistan actuel (vallée de Swat). Il est l'introducteur du Bouddhisme au Tibet, ces prédécesseurs ayant été chassés ou tués par les farouches autochtones. Il y contribue à la construction du monastère de Samnyé, le premier, dont celui de La Boulaye en Bourgogne (France) est une réplique.

Padmasambhava est vénéré comme le « second Bouddha », dont l'apparition dans un lotus avait été prophétisée par Sakyamouni quatorze siècles après sa propre venue. Dans le Bouddhisme tibétain, Padmasambhava est vu comme une émanation d'Amitabha, le « grand compatissant » , et le fondateur de la lignée des Anciens (les « Nyingmapa » ou « Bonnets rouges »).

Tömpa Shenrab Miwo.

Shenrab est une autre émanation d'Amithaba. Il n'appartient pas au bouddhisme à propret parler car il a précédé le Bouddha. C'est lui en effet qui prophétisa la venue de Sakyamouni.

Son parcours est assez typique : issu d'une famille princière, il la quitte à l'âge de trente-et-un ans pour se mettre au service de l'Eveil selon les schémas du chamanisme Bön, hérité des Mésopotamiens.

La tradition est orale mais des textes (« terma ») ont surgi régulièrement, en particulier vers l'an 1.000, sous l'influence des « tertön », les ascètes des montagnes découvreurs de trésors.

Shenrab décrit et a enseigné neuf voies spirituelles par :
- la prédiction et l'astrologie ;
- les visualisations de cosmogrammes ;
- les rites de génération de la divinité, avec leurs énergies ;
- les pratiques existentielles liés aux événements de la vie et de la mort ;
- les obligations des fidèles laïcs ;
- les obligations de la vie monastique ;
- le son primordial ;
- la guidance d'un maître vivant ou subtil ;
- la voie du Dzogchen, l'Eveil abrupt.

Dans ma pratique, je m'appuie sur cette échelle, la psychologie élémentale étant un héritage du Bön. J'ai personnellement pratiqué toutes ces voies dans l'Hindouisme, le Bouddhisme et le Bön... à un degré ou un autre. Dans la mesure où des informations latentes étaient transmises par mon flux de conscience, j'ai pu aller assez vite et à l'essentiel, sans me perdre dans des travaux intellectuels sans fin, ni vivre en marge de la société moderne.

Drukpa Kunley, le lama déjanté.

Mon modèle de maîtrise de soi repose sur un troisième personnage : Drukpa Kunley, un lama tibétain déjanté comme peut en produire la voie himalayenne de la « folle sagesse ». En Occident, elle se rapproche de l'exemple de saint François d'Assise ou des « fidèles d'amour », comme l'écrivain Dante Alighieri ou le scientifique Léonard de Vinci.

Le propre de cette en voie est de mener une existence commune et de diffuser l'enseignement d'Eveil dans des milieux où il ne pénètre pas par les moyens ordinaires de la religion et des médias officiels. Si on n'y bénéficie pas de la sécurité du monastère et de l'institution, ni de la protection des pouvoirs politiques, on y jouit de celle des Bouddhas et de la communauté dédiée à l'Eveil.

Cette voie fut celle de Jésus, hors des institutions du temple, des rouages politiques et des sectes messianiques et initiatiques (les Esséniens). Il en paya le prix mais son message devint universel. Le risque de cet angle de diffusion est lié aux projections des personnes esclaves de la pensée mondaine. Le lama de la folle sagesse fonctionne comme un miroir, où n'importe quel abrutis égocentrique va projeter ses propres fantasmes et démons pour démontrer qu'il « a le pouvoir » et « la vérité ».

Les coups de bâton en retour sont pendables, ce qui entretient d'autant plus la mauvaise réputation des pratiquants de la voie tantrique. Ainsi au Tibet, on demandait à ces derniers de se signaler par une cloche en entrant dans les villages et d'aborder certains attributs comme la lance percée de trois crânes aux couleurs de l'alchimie. Ces précautions prises, on pouvait requérir exceptionnellement leur aide en marge de la médecine officielle et de la religion exotérique.

Le Christianisme a longtemps fonctionné sur ce modèle, ainsi que le Reiki de Mikao Usui.

§1. La liturgie.

Voici à la suite une prière utilisée dans la lignée Nyingmapa du Tibet dite « Amoncellement des nuages de bénédiction faisant tomber rapidement la pluie des siddhis ». Elle laisse apparaître la formule que nous avons indiquée plus haut et qui incarne la structure sonore du cosmos.

Ici, elle est mise en œuvre rituellement pour transformer le pratiquant en Bouddha sur le modèle d'un mentor spirituel, le « Précieux Maître de la Guérison des Tantras » (Padmasambhava).

La première partie de la prière est introduite par le son Hum, ou « Houng » en prononciation tibétaine. Elle comprend quatre étapes :

1 - l'invocation du mentor, par le son secret Hrîh au nombril ;

2 - le récitant se situe alors par la pensée dans l'au-delà de la Terre-Pure (Orgyen) du mentor, par le pouvoir du son Hum au coeur ;

3 - le récitant y demande la bénédiction du mentor, octroyée par le pouvoir du son Ah dans l'espace entre les sourcils ;

4 - le récitant se voit purifié de ses empêchements karmiques par le son Om, que le mentor lui confère par sept bénédictions sur le sommet du crâne.

La formule d'un mantra d'invocation ponctue ces visualisations :

« OM AH HOUNG BENDZA GOUROU PEMA SIDDHI HOUNG, OM AH HOUNG BENDZA GOUROU PEMA THEU TRENG TSEL BENDZA SAMAYA DZA DZA, SARVA SIDDHI PALA HOUNG HA, HRI MAHA RINI SARATSA HRI YATSITHA HRI HRI DZA DZA ».

La seconde partie de la prière commence encore par la récitation des sons Om, Ah et Hum. Le récitant demande au mentor spirituel sept grâces :

1 - la grâce d'une Energie pure (le corpus paulien) ;
2 - la grâce d'une Parole pure (l'anima) ;
3 - la grâce d'un Souffle pur (le spiritus) ;
4 - la grâce de quatre Initiations magiques ;
5 - la grâce des quatre Continuités ;
6 - la grâce des quatre Chemins ;
7 - la grâce d'obtenir en cette vie les quatre Corps du Bouddha.

La formule d'un mantra de guérison ponctue ces demandes :

« OM AH HOUNG, BENDZA GOUROU PEMA DEOUA KAYA ABHIKINTSA OM, OUKA ABHIKINTSA AH, TSIHA ABHIKINTSA HOUNG, SARVA ABHIKINTSA HRI ».

L'étude du texte, outre divers termes que nous ne pouvons expliciter ici faute de place, fait ressortir des traits communs avec les techniques Reiki, comme l'affirment ses écoles bouddhistes de l'Inde. Les quatre symboles du Reiki présentent une certaine similitude avec les lettres sanscrites Om/Chokurei ; Ah/Seiheki ; Hum/ Honshazeshonen ; Hri/Daikomyo et Tram/Raku.

Voyons cela et précisons, en préalable, que les « mantra » sont des formules liturgiques, généralement assez semblables à celles d'invocation et de guérison données ci-dessus. Le terme sanscrit signifiant textuellement « Man », le psychisme, et « Tra », la protection, le mantra est donc une pratique destinée à protéger la conscience. Son corollaire est appelé « astra », vibration destructrice ou désorganisatrice, et utilisé pour déstabiliser autrui.

Les mantras sont composés de syllabes nommées « bija mantra », censées être dotées de pouvoirs mystérieux. Elles font l'objet d'importants développements dans le Bouddhisme ésotérique, en particulier au japon. Le professeur Michel Strickmann, le grand spécialiste français des Tantrismes tibétain, chinois et japonais, indique :
> « Par la force de sa concentration, le Bodhisattva (nda. futur Bouddha) emplit de puissance les syllabes magiques destinées à apaiser les fléaux de tous les êtres, et ces syllabes deviennent ainsi effectives, suprêmement infaillibles pour apaiser de multiples fléaux[46] ».

---

[46]Michel Strickmann, « Mantras et mandarins, le Bouddhisme tantrique en Chine », Gallimard, Paris, 1996.

Les principales syllabes sacrées sont importées depuis Inde dans les textes chinois vers le milieu du 7ème siècle. Elles seront appelées « Tsong-tseu », graines ou germes. Elles sont honorées comme la catégorie la plus sublime de mantras et traduites alors par « paroles parfaites », « paroles achevées » ou « Tchen-yen ». En prononciation sino-japonaise, ce terme deviendra « Shingon » ; le nom d'un des deux grands clans tantristes au Japon. De ce fait, le Bouddhisme d'Extrême-Orient sera qualifié par les savants de « clan mystères » ou « Mi-Tsong » (Mikkyo en Japonais).

Le canon bouddhique chinois comprend une imposante division de livres dont le contenu est principalement une série de ces incantations. Ce corpus s'ouvre par la division dite de l'intuition cosmique, ou « Prajnaparamita », justifiant le culte que les fidèles rendaient aux livres, en les récitant, en les étudiant, en les recopiant et en leur faisant des offrandes.

En effet, comme dans le Shintô, les sons des textes sont censés révéler l'architecture de l'univers et nous avons vu que, faute de les entendre naturellement, l'homme s'enfermait dans ses ratiocinations et en tombait malade. Répéter les lettres-germes mystérieuses, c'est donc accéder de nouveau à cette structure par un procédé artificiel. On retrouve cette idée dans la religion musulmane, où le Livre Saint est dit « Coran » ; c'est dire « récitation ».

Om, Ah, Hum, Hri et Tram sont, dans le cadre bouddhique, les cinq syllabes à la base de l'architecture de l'univers et le fondement des incantations rituelles. Elles expriment les quatre directions cardinales projetées par le centre. Cette croyance résulte d'une volonté de modéliser la réalité sur la forme de « mandala », cosmogrammes qui sont les aspects géométriques des mantras. Diverses divinités sont ensuite projetées dans ce palais pour incarner les vertus des cinq secteurs. Le Bouddhisme métaphysique a ainsi tiré divers personnages, plus ou moins historiques, de l'iconographie de la communauté pour en faire cinq Bouddhas métaphysiques : Vairocana au centre, Akshobbya à l'Est, Ratnasambhava au Sud, Amitabha à l'Ouest et Amogasiddhi au Nord.

Cette pratique intellectuelle vient de l'Inde et se justifie à la lumière de la doctrine métaphysique védique que voici. Du vide originel, surgirent cinq vibrations dites « Tan-matra ». Elles se manifestèrent en cinq sons et formes géométriques, à la base de tout. L'entrecroisement des aspects sonore, ou mantra, et formel, ou mandala, de l'architecture de l'univers produisit à son tour les cinq éléments : espace ou brillance, puis air, feu, eau et enfin terre. Ces cinq éléments se retrouvent dans les cinq doigts de la main.

Tous les êtres en sont composés et sont vus comme une gradation, qui va du pur à l'impur, du rapport entre le corollaire « Purusha », espace-temps où les vibrations sont actives, et la « Prakriti », espace-temps où elles sont inactives. Ainsi, une main est active et l'autre est inactive, ou doit le rester pour produire la connexion au monde vibratoire et à l'univers. Tracer des gestes des mains, les mudras, c'est ainsi signifier un des aspects du processus cosmogonique pour les intellectuels et désigner un objet du monde pour le profane ; avec une gradation subtile des sens du lettré à l'idiot. On constate dans les idéogrammes japonais suivent cette même stratégie de lecture selon l'intelligence du lecteur.

Les cinq Eléments Incarnés dans les mains apparaissent dans le Tantrisme et ses mudras ; mais aussi à la base de la psychologie bouddhique. Dans les canaux du système énergétique subtil du Tantrisme, comparable au système chinois, existent non pas trois mais cinq essences créatrices (ou gouttes) de la même nature que l'élément espace énoncé plus haut et en relation avec les cinq Eléments de la cosmogénèse.

Ces gouttes se situent au centre de chacun des cinq centres énergiques (ou « çakra », translitération : chakras). Elles en forment le cœur, ou « bindu », qui génère à son tour son ou « nada », et forme ou « kala ». Chaque chakra est ainsi un ensemble formé par une goutte d'essence neurale, qui émet des sons et des formes/couleurs. Les représentations du Hatha Yoga sont connues en Occident et parfois présentées (c'est une erreur) dans les écoles de Reiki new-age.

Les cinq gouttes sont les fruits, au niveau subtil, d'un processus plus subtil encore s'opérant dans le cœur. Selon l'ésotérisme bouddhique, la présence d'une essence originale dans cet organe permet la cohésion entre eux des cinq agrégats, dégradations des cinq éléments constituant le moi humain. Lorsque cette cohésion est perdue accidentellement, l'être meurt. Au cours de la vie, cette substance du cœur, vue comme une goutte bleu foncé ou noire, s'hypostasie en deux autres essences : une masculine blanche et une féminine rouge.

On retrouve ici les trois couleurs et principes du mercure rouge, du sel blanc et du soufre noir, communs aux alchimies occidentale, taoïste et tantrique. De même pour les couleurs des trois nerfs subtils principaux du Tantrisme.

Lorsque ce mouvement de bipolarisation finit d'épuiser la substance du cœur, la vie cesse. Les mouvements des essences masculine et féminine, selon qu'ils se dirigent vers le crâne ou le sexe, engendrent à leur tour des états de conscience et des relations particulières avec l'environnement : veille, sommeil, orgasme, état transcendant. Il serait possible, en activant la trace des essences blanches au sacrum, de faire remonter leur force dans le canal subtil central pour en balayer les « vents karmiques » (voir plus loin). C'est la pratique tantrique dite de « l'Eveil de Kundalini ».

En amenant l'essence rouge au crâne, il serait possible de recevoir des informations subtiles de l'univers et de les transmettre au corps tout entier et notamment les cinq gouttes créatrices. Est-ce là ce que Mikao Usui expérimente sur le Kurama-yama ? Est-ce là la raison pour laquelle il attribue sa méthode à « l'intelligence de l'univers » ?

Certains lieux se prêtent spontanément à cette inversion. Cela expliquerait-il la sensation de Mikao Usui que quelque chose y tournait autour de sa tête pour lui révéler le Reiki ? La technique tantrique dite du « Yidam » vise à un objectif semblable d'inversion par la visualisation d'un mentor spirituel au-dessus du crâne ; sur un modèle pareil à celui du texte tantrique, que nous avons cité ci-dessus, et son maître de la guérison.

Ce mouvement de la goutte rouge vers le haut serait-il l'agent producteur de ce que nous appelons Reiki ? Notons que la voyelle I (la syllabe-germe sanscrite Hri) est mise en relation avec le chakra du nombril et le mouvement vertical par les tantristes ; et que c'est justement à ce niveau qu'entend agir l'initiation au Reiki par l'idéogramme chinois de la brillance transcendante. Ces rapprochements sont assez confondants de similitude.

Pour ce qui est des cinq bindus ou gouttes créatrices, elles restent normalement immobiles pendant toute la vie humaine et ont respectivement leurs sièges dans les chakras du front, du cou, du cœur, du nombril et du sexe. Leurs présences permettraient au corps physique, biologique, de se manifester. Ces gouttes d'espace, d'air, de feu, d'eau et de terre émettent autour d'elles des phénomènes sonores et géométriques, les aspects « nada » et « kala », semblables à des roues chantantes. Les méditants peuvent en faire l'expérience et ont consigné leurs visions selon divers modèles. Chaque chakra comporte : une forme précise, son propre mandala ; un son précis, son propre mantra ; un geste précis des mains permettant de commander une réponse sur autrui ou soi-même, son propre « mudra » ; etc.

Lorsque la vibration de l'univers est parfaitement retransmise au corps, un état de bien-être se manifeste en relation avec des mécanismes subtils autour des cinq bindus. Lorsque la vibration de l'univers est perturbée par nos états mentaux et émotionnels, les roues qui entourent les gouttes sont impures et la souffrance se manifeste de manière diffuse dans le corps et la conscience comme un mal-être ; mal-être dont la source subtile semble échapper à toute logique. La perturbation vibratoire engendrée dans les roues attire en retour vers les chakras des champs d'information nocifs circulant dans l'univers: les vents du « karma ». Ces vents sont attirés par les gouttes comme l'est de la limaille de fer par un aimant.

S'agit-il des champs morphogénétiques découverts par Rupert Sheldrake ? Le scientifique, en effet, a élaboré une théorie complexe mais dont certaines similitudes sont frappantes avec le mécanisme d'ordre transcendant mis en œuvre dans le Reiki et a contrario cette idée de vents karmiques. En simplifiant beaucoup, est postulé que le tout serait plus que la somme des parties ; remettant en cause l'aspect purement mécanique de la biologie au profit d'une causalité formative à la base de la morphogenèse ; la biochimie et la génétique n'intervenant qu'à posteriori.

Cette causalité formative s'exprimerait par ces champs morphogénétiques. Ces champs façonneraient ainsi les atomes, les molécules, les cristaux, les cellules, les tissus, les organes, les organismes, les sociétés, les écosystèmes, le système solaire, la galaxie, etc. Dans cette complexité croissante, les champs morphogénétiques contiendraient une mémoire inhérente acquise par un processus de résonance morphique, composant la mémoire collective de chaque espèce vivante (idée émise par le psychologue Karl Gustav Jung). Ainsi, le cerveau, trop petit pour contenir la mémoire, ne serait pas un organe de stockage mais un organe de liaison avec la banque de données du champ morphogénétique, dans laquelle se mêlent passé, présent et futur. Cette théorie expliquerait les phénomènes de la voyance et du talent prophétique, en termes scientifiques.

Dans le Bouddhisme, qui ne s'intéresse qu'à l'Eveil, ces vents sont porteurs de potentialités karmiques, des traces subtiles d'événements produits dans le passé par autrui. Germes de répétition des actes à leur origine, les vents jettent un voile d'opacité sur les cinq gouttes créatrices, de sorte que l'expérience que nous en avons devient source de confusion. Notre vision de la réalité en est influencée au point de nous conduire à des actions malheureuses et à des réactions émotionnelles et mentales inadéquates. Ce sont ces vents qui, à la base, seront à la source de la souffrance, de la maladie et au final de la mort. L'ascèse visera donc à purifier les roues chantantes par des exercices de vocalisation (les mantras), des gestes symboliques (les mudras), des postures de catharsis (les « asanas » du yoga) et l'exécution de cosmogrammes (les mandalas).

Je conseille à mes pratiquants de psychologie élémentale de considérer l'apport de Shenrab et de Padmasambhava, comme mentors de ce qu'ils peuvent devenir en tant qu'enseignants. La proximité avec ces deux géants opère une infusion de sagesse, qui supplée aux carences de la transmission par mes soins.

§2. La contemplation des éléments et énergies.

La deuxième pratique primordiale est celle de la contemplation des cinq Eléments et de leurs sept énergies primaires.

Exercice 1.

La première impression face à un lieu est l'espace. Une fois fixé, on remarque les régimes des vents. Pour s'y installer, deux éléments sont indispensables : le feu, qui doit être abrité, et l'eau, qui doit être disponible et contrôlée. Sans feu et sans eau, la vie de la collectivité humaine est impossible. Il lui manque encore ce qui va faire d'elle une cité, une terre arable délimitée, arrachée à la forêt par le feu et nourrie par l'irrigation. On a ainsi les cinq éléments de base des doctrines traditionnelles : l'espace, l'air, le feu, l'eau et la terre.

La technique consiste à observer ce processus naturel. Peu importe la posture, le lieu et le temps. Le but est d'accoutumer la conscience à ce mode de raisonnement, où l'expérience n'est pas vécue comme un tout mais un ensemble de processus interdépendants.

L'expérience finale consiste à expérimenter la vacuité. Un exemple classique, qui a beaucoup agité le milieu psychologiquement fragile des écoutes policières, est celui de la perception de la couleur.

Nous pensons que le bleu existe vraiment, qu'il est, qu'il est entité et que le bleu peut être trouvé. Or, la couleur bleue est un pur processus optique de réflexion. Lorsque la lumière solaire percute un objet, elle est renvoyée en tout ou partie. Si toute la lumière est renvoyée, nous voyons du blanc. Si elle est totalement absorbée, nous voyons du noir.

Parfois, c'est une des cinq autres couleurs qui est renvoyée : de l'indigo au jaune en passant par le rouge. En conséquence, les couleurs sont des phénomène optiques et non des objets existant en tant que tels.

Les sages de l'Inde ont compris que ce mécanisme était sous-jacent à la perception du monde extérieur comme concret. Ils ont montré comment ces sept couleurs interagissent avec notre système endocrinien pour produire des réactions hormonales, et de là nos émotions et nos pensées. Emotions et pensées conditionnent alors nos actes, et non plus la sagesse. Or, selon les traditions spirituelles, le monde extérieur n'a acquis ce caractère dur et grossier qu'au fil d'un long glissement depuis le domaine subtil, marqué par l'augmentation exponentielle de l'ignorance spirituelle.

Plus l'être s'émancipe du matérialisme, et plus il retrouve son autonomie. On est ici à contre-courant de la pensée moderne, qui pose que l'argent achète la liberté et que pour parvenir à le posséder, on doit passer par toutes les formes de reniement de soi, de négation de l'humanité d'autrui ou d'esclavage social. Parfois sans succès au final d'une vie gâchée en vain.

Exercice 2.

L'exercice se complique en le rapportant au flux de conscience. Il ne s'agit plus d'observer les cinq éléments mais les cinq agrégats dans leur fonctionnement. Je laisse le lecteur à sa créativité afin de n'imposer aucune forme superficielle, qui occuperait l'ego et le distrairait de la pratique.

1. La première étape consiste à observer la conscience comme un espace : ici un espace intérieur, puis extérieur.

Puis à unir ces deux dimensions.

Dans une première série de méditations en posture immobile, le pratiquant observe les mécanismes intérieurs : pensées circulant dans l'espace intérieur, puis émotions avant de parvenir au souffle.

L'attention doit se porter sur la respiration à tel point que pensées et émotions sont vues comme des êtres autonomes circulant dans l'espace intérieur : ils apparaissent, vont et disparaissent de manière quasi-autonome.

Rien ne sert de lutter, juste observer.

2. Dans une deuxième étape de méditations, le processus est porté à l'extérieur.

Il convient d'observer les pensées, les émotions et la respiration d'autrui, jusqu'à se sentir intime avec quiconque.

Cet exercice développe la compassion, c'est à dire la capacité à souffrir avec autrui. De pratique en pratique, il se développe une nouvelle forme de conscience : la conscience omniprésente.

Cette dernière permet d'investiguer en autrui sans dualité, ni intention, mais de ressentir sans pour autant perdre la conscience de soi, dans le processus du flux de conscience d'un tiers.

C'est plus facile avec des animaux, puis des humains. Mais on peut rapidement projeter sa conscience sensorielle dans un végétal, un minéral ou un quelconque objet.

3. Il ne s'agit pas d'espionner pour autant ou de développer des tendances schizophréniques.

Le but est de parvenir à une troisième phase où intérieur et extérieur sont perçus comme un même champ de conscience. Le méditant est alors apte à ouvrir et fermer l'accès des deux espaces où il vit. Ce que nous ne faisons pas en mode habituel.

A contraire, nous subissons des intrusions dans notre sphère psychique et nous ne respectons pas toujours autrui en investiguant perversement dans son intimité. Nos jugements de valeur sur les autres en disent long sur notre mépris des règles de distances.

Je renvoie à l'expérience clinique relatée plus haut, avec le chauffeur de bus.

4. La quatrième étape consiste à intégrer la compréhension de l'énergie des quatre autres éléments en relation avec les sens.

La méthode est la suivante :

- la découverte de l'élément Air et la maîtrise du souffle doivent nous permettre à terme de distinguer ce qui est porteur d'Eveil ou au contraire pollué par des informations latentes (on parle « d'odorat spirituel ») ;

- la maitrise du regard touche au pouvoir de l'élément Feu et la manière dont notre perception est influencée soit par l'Eveil, soit par le contaminé ;

- le goût spirituel est développé par une attention portée sur les perceptions (vues comme une onde, c'est à dire l'élément Eau ou tout fluide), en modes respectivement éveillé ou contaminé, que suscitent la contemplation des objets (par exemple une statue d'un Bouddha ou une image pornographique) ;

- l'odorat spirituel (en relation avec l'élément Terre) est acquis lorsque la pratique nous permet de distinguer les sensations saines des malsaines, comme une terre que le paysan prend en main et lui indiquera ses qualités.

Je prends ci-dessous un de mes sujets d'étude : l'addiction pornographique, sur lequel j'ai mené une étude pour mes patients homosexuels.

Le souffle de deux acteurs pornographiques va nous donner une indication sur les informations latentes portées par le film, qui se trouve relié à la communauté des spectateurs par un lien invisible. En regardant le film, on se trouve relié à cet égrégore.

Notre regard est rapidement pollué, de la sorte que nous n'imaginons pas des acteurs payés pour le rôle - donc une comédie - mais quel s'agit d'une scène authentique.

L'entraînement du regard permet donc de voir la scène sans jamais oublier qu'il s'agit d'une farce lubrique. Nous sommes dés lors plus enclins à ne pas nous laisser absorber par le film ou nous absorber en lui, et de là à noter les perceptions générées en nous. Nous en arrivons alors à distinguer les sensations saines, des malsaines.

J'ai été confronté à des cas de fortes dépendances à la pornographie de patients. Leur demande d'aide m'a obligé à entrer dans un univers que j'avais longtemps rejeté par dégoût. Je m'y suis fait des amis dans les acteurs de ce petit monde et j'ai réalisé sa fonction sociale, comme divertissement.

Les mécanismes de l'addiction sont plus intéressants, ainsi que l'aspect communautaire. Ils touchent aux maladies de civilisation, lorsque les souffles internes s'immobilisent et que même la vie sexuelle s'éteint. La pornographie répond alors à une besoin de socialisation, dans des communautés où même le sexe est devenu un objet de consommation et de standing. Il se forme alors un lieu subtil sur la base d'une excitation commune pour un même support.

La méditation porte donc dans un troisième volet d'exercices vers l'observation des processus des éléments, en rapport avec les sens. Ce n'est qu'ultérieurement que les qualités des éléments vont être introduites comme correcteurs. En effet, face à un processus élémental qui risquerait de nous absorber, il est bon de revenir à leur expression en vertus.

Exercice 3. La méditation des qualités bouddhiques.

Le troisième volet de méditations sur les éléments porte donc sur leurs qualités, et non plus leur manifestation sensorielle.

Dans l'exemple ci-dessus de la consommation pornographique, un des moyens utilisés pour sortir de l'addiction est après l'observation des mécanismes sensoriels, d'introduire les antidotes en commençant par l'équanimité.

J'utilise pour cela un tableau bien connu des mes étudiants d'Okuden de Reiki depuis 2002. J'y ai associé les cinq Préceptes du Reiki aux éléments et leurs qualités d'un côté (à gauche), et leur distorsion sur le mode de l'égo et des fonctionnement sensoriels de l'autre (à droite).

correction des éléments provoquée par le reiki	éléments	distorsion des éléments provoquée par le karma
pas de colère pas de soucis de la gratitude travaille durement soit bon envers autrui	espace/brillance air feu eau terre	sentiment d'être écrasé, accablé anxiété, vulnérabilité, paranoïa isolation, solitude peur, sentiment d'impuissance sentiment d'insignifiance
transmutation par le non-ego		mode d'affirmation de l'ego
intelligence omniprésente confiance compassion clarté équanimité	Terres-Pures états post-mortem	dépression analyses excessives attachement aux choses agressivité, témérité recherche de solidité et de pouvoir
bouddha transcendant	éveil et Libération nirvana	agrégat du « moi »
Centre – Vairochana Nord – Amogasiddhi Ouest – Amitabha Est – Akshobbhya Sud – Ratnasambhava	compulsion et renaissance samsara	Vijnana – conscience coordonnante Samskara – volition Samjna – perception Rupa – forme Vedana – sentiment

Face à l'image pornographique, le méditant va s'entrainer à l'équanimité, jusqu'à obtenir un sevrage total. Pour le faciliter, une première phase est une sur-consommation pour produire un sentiment de satiété puis d'écoeurement en maintenant l'attention sur la zone sous-ombilicale.

Une fois obtenue, on passe au développement de la clarté quant aux formes. Le film est analysé, décortiqué et observé dans son élaboration afin de lui enlever son aspect « magique ». J'ai été amené à ce titre à me rendre sur un plateau de tournage pour comprendre les making-off de ces productions. L'attention est portée sur la zone du nombril et du plexus solaire.

L'étape suivante continue à écoeurer le patient en insistant ses perceptions. Le but de la manoeuvre est de lui faire réaliser que la compassion devait le détourner de la pornographie. Qui sont les acteurs? Pourquoi en viennent t-ils à se vendre de la sorte? Quel est le sort de leurs spectateurs? La pratique focalise sur le coeur et les émotions qui y sont liées.

On peut alors travailler sur cette confiance en soi, perdue dans la volition dirigée par la pornographie. Oui, il est possible d'avoir une vie sexuelle épanouie sans trouver un viatique dans la pornographie. On investigue alors sur la zone de la gorge à la bouche, où il n'est pas rare de lever des blocages émotionnels.

Au final, le patient est sorti soit de son état dépressif, soit de la répression d'autrui par le sexe en se concentrant sur le front. On l'obtient en développant chez lui la qualité de l'élément espace d'intelligence omniprésente. Il lui est possible alors de se projeter lui-même dans une situation d'épanouissement sexuel sans utiliser l'expérience fabriquée par autrui pour faire de son état pathologique un moyen de gagner de l'argent.

Bien entendu, l'image pornographique peut être maintenue dans le champ d'expérience, mais à des fins purement artistiques, sans relever du piège sensoriel. En cas de difficulté existentielle, on reprend la méditation des éléments sans passer par l'image pornographique, avec un effet de soulagement et non d'addiction.

L'apprentissage du processus est parfois laborieux et nécessite une aide de l'enseignant. La plupart des mes étudiants se débrouillent très bien tous seuls. C'est un effort sur le long terme qui est demandé, mais qui une fois en plus exclut toute pensée dualiste. Tout est maintenu et il est fait usage de tout. Seule la manière de le faire diffère.

D'un point de vue extérieur, il n'y a aucune différence entre un Bouddha et un dévoyé. Jésus a payé très cher cette similitude. Il a été en réalité un miroir où on lui a reproché à lui ce que ses opposants souhaitaient cacher au peuple. Par exemple, les Romains l'ont crucifié comme « roi des juifs », alors qu'ils affirmaient que César l'étaient avec une dialectique sur pouvoir légitime et pouvoir juridiquement légitimé. Le peuple était maintenu par Rome dans l'illusion que Hérode Antipas était le souverain d'Israël, mais il était en vérité un simple fantoche de l'occupant romain.

Les prêtres du Temple lui ont reproché d'être un blasphémateur et de menacer l'ordre de l'Empire romain. Au fond, en acceptant une statue de Jupiter dans le lieu saint, comme ils le firent par la suite, qui était prêt au reniement le plus absolu en façade et animait les mouvements nationalistes en sous-main? Judas était un « iscariote »cest dire un membre de la secte nationaliste prêt à tuer, et il fut reçu et payé par le Sanhédrin pour trahir Jésus. On y est également.

Une personne qui s'oppose injustement à nous, nous renseigne en vérité sur elle-même. Pour ma part, la police secrète me reproche d'être une menace pour l'ordre public, de véhiculer un enseignement bidon, de n'avoir aucune légitimité dans une lignée de Reiki ou de Bouddhisme et de vouloir m'enrichir.

En vérité, qui détruit l'ordre public avec le matériel psychotronique ? Qui sert la secte nouvel ordriste et ses pseudo-doctrines délirantes? Qui n'a aucune légitimité et ne détient son pouvoir que du coup d'Etat criminel de 1789? Qui gagne sa vie au service des individus les plus sociopathes de l'histoire. Je laisse le lecteur deviner. J'ai face à moi des individus qui ont une mentalité d'enfants de cour d'école maternelle.

Plus nous développons les qualités bouddhiques des éléments et plus nous sommes confrontés à ce type d'oppositions diaboliques. Jésus a du affronter satan et Bouddha, le prince de ce monde appelé Mâra. Pourquoi ferions nous exception?

Ce processus est normal et finit par être dépassé :
« L'Écriture Sainte, la Tradition catholique, le Magistère, la vie des saints et l'expérience des exorcistes montrent alors que la tentation de la révolte face à la violence de ces attaques maléfiques s'efface dans la

contemplation de la Sagesse divine, qui sait utiliser la méchanceté du démon pour stimuler la sainteté des hommes[47] ».

[47] Père Jean-Baptiste Golfier, Tactiques du diable et délivrance, Artège, Paris, 2018.

§3. Les plexus et les sons O A U I E

Une médiation active facile à mettre en oeuvre est le travail sur les plexus subtils par les sons.

Les Chrétiens ont deux techniques éprouvées :

1. La prière du coeur fait appel au pouvoir de miséricorde du Christ par la formule « Seigneur Jésus Christ, aie pitié de moi » ;

2. La répétition du rosaire de Marie, avec le monogramme AVM, pour « Avé Maria ».

On fait ainsi appel par le son de formules sacrées au Christ en soi, capable de ressusciter notre nature spirituelle, et à la Vierge comme Immaculée Conception, c'est à dire la nature humaine exempte de toute faute avant sa chute. Ces deux principes masculin et féminin fonctionnent à la manière du Yin et du Yang des Chinois, ou du couple Purusha et Prakriti de la philosophie indienne du Samkhya.

Dans le Bouddhisme, nous utilisons les sons en descendant O A U I E, médités respectivement dans les plexus de la tête, de la gorge, du coeur, de l'ombilic et du périnée. Dans l'Hindouisme, on dispose de sept centres spirituels, en relation avec les sept groupes de glandes endoctrines et les sons en remontant Lam, Vam, Ram, Yam, Ham, Ksham, Om. On passe alors à un travail sur les sept énergies. On quitte la psychologie élémentale pour la psychologie astrale.

Pour l'entraînement, il est conseillé de se reposer en posture de médiation, puis d'aller crescendo dans la méthode.

Exercice 1. Les sons O A U I E

Le méditant s'entraine à vocaliser clairement sur l'expiration chaque syllabe sacrée en la relation à son centre émetteur / récepteur comme suit. On commence par le haut.

O : tête
A : gorge
U : coeur
I : ombilic
E : périnée

Exercice 2. Les mouvantes O A U I E

Le méditant associe ensuite les sons à de mouvements de l'énergie. Il visualise sur la prononciation le son comme empruntant une direction :

O : un O du coeur de la tête vers les étoiles du cosmos

A : un A partant de la gorge face à soi et de plus en plus grand

U : un U posé sur le coeur à la manière d'une coupe et allant en s'élargissant jusqu'à englober tous les mondes célestes.

I : un I partant de l'ombilic et se dressant en passant par la fontanelle du crâne vers les cinq étoiles de la couronne polaire.

E : un E émis par le périnée et donc les jambes sont les traits horizontaux de la lettre.

Exercice 3. Les lettres sanscrites O A U I E

Les langues sacrées du Bouddhisme étant le pâli à son origine, puis le sanscrit, le tibétain et le sanscrit japonais, il est conseillé d'utiliser ces formes après l'initiation.

O : tête - Om

A : gorge - Ah

U : coeur - Houng

I : ombilic - Hrîh

E : périnée - Tram

J'utilise personnellement le schéma classique, résumé dans le tableau ci-dessous. Il varie selon les écoles et leurs points de vue. Il permet par la suite de « générer la divinité » en éveiller son pouvoir latent en soi.

Dans la mesure, où il convient d'être initié à la pratique, je donne ici des informations neutres. Me contacter sur ce point en cas de besoin.

Elément	Bouddha vainqueur et sa vertu	Agrégat de l'ego Type de réaction	Syllabe sacrée
Espace	Vairochana Intelligence omni-présente	Vijnana - conscience coordonnante ou duelle	OM
Air	Amogasiddhi Confiance	Samskara - moteurs mémoriels	AH
Feu	Amitabha Compassion	Samja - perception	HUM
Eau	Akshobbhya Clarté	Rupa - forme	HRIH
Terre	Ratna-sambhava Equanimité	Verdana - sentiment ou sensation	TRAM

§4. La génération de la divinité.

La génération de la divinité ne doit être entreprise avant d'avoir une vue d'ensemble du système des cinq éléments, des Bouddhas et des distorsions. A défaut, la pratique est totalement stérile et n'est qu'un divertissement de plus.

De plus, les méditants courent certains risques psychiques à pratiquer ces exercices sans préparation. J'ai même eu un client de ma librairie ésotérique d'Arles qui cherchait à les pratiquer à l'envers pour renforcer son ego et des avantages matériels, n'ayant pas obtenu d'Eveil.

Lors de la phase d'incorporation de la divinité, certains méditants développent des troubles psychiatriques temporaires et se prennent pour la divinité elle-même. Ce n'est pas bien grave au Tibet dans une grotte, où on s'assure que vous mangiez de temps en temps. Mais en Occident, cela peut mener tout droit dans un asile d'aliénés. Les psychiatres modernes résument l'homme à son ego. Tout patient présentant d'autres identifications est classé comme malade.

Un de mes amis psychiatres, Jean-Louis Schnetzer est parvenu à jeter un pont entre psychiatrie tibétaine et pratique clinique en hôpital d'Etat. Son exemple est rare. Pour les cliniciens, un méditant est déjà un cas pathologique, alors souhaitant incorporer une divinité! Imaginez!

Le but de la technique est d'éveiller en soi les qualités de la divinité méditée, selon les rapports qualités / divinités indiqués dans le tableau plus haut. Par exemple, un méditant d'Amitabha va générer la divinité pour soigner sa propension à l'attachement et à l'isolement et développer de la compassion.

Nous parlons de « générer la divinité » et non simplement « visualiser ». La différence est la suivante : visualiser est un acte éphémère et intérieur. La génération doit amener à voir apparaître la divinité en chair et en os, ou plutôt en éléments et énergie. Une fois fait, le méditant ne devra pas se laisser posséder mais la dissoudre. Cette mécanique est ensuite transposée sur le mode réel, pour aboutir à ce que le Bouddhisme appelle la « perception de la vacuité ».

Pour rependre l'exemple précédemment utilisé avec la vue, nous savons que la couleur bleue n'existe pas. Elle est un phénomène optique, qui fait qu'une automobile arrêtée parait bleue. Toutefois, en fonction de sa vitesse et l'angle de la lumière, elle semblera même rouge ou violette à un observateur fixe. Incroyable, non?

Dans le Bouddhisme, le monde fonctionne ainsi sur la base de tous les sens. Où nous expérimentons des objets sensibles, il n'y a que des processus en mouvement, dont l'identité propre est absente. Là où il y a objet de vue, de goût, d'odorat, d'ouïe et de toucher… il n'y a que des phénomènes énergétiques et aucune entité fondamentale.

La vie est un processus ; elle n'est pas un état statique. La mort aussi d'ailleurs.

Parvenir à ce point de vue n'est pas un état stable. Il est d'abord fugitif et va en s'amplifiant jusqu'à ne plus être que le seul mode de relation au monde. Il révèle qu'il n'est pas une « réalité » matérielle mais une pure illusion sensorielle. Ce n'est qu'accidentellement que nous en sommes venus à expérimenter le monde comme extérieur et matériel, alors que nous baignons dans un champ de forces élémentales et d'énergies astrales.

La technique de génération de la divinité choisie comme mentor repose sur un codification assez commune à toutes les écoles. Elle utilise la symbolique lunaire, pour son aspect de lumière réfléchie, et le lotus, parce que le végétal émerge de la vase et donne des fleurs d'une grande beauté. De la même manière, le méditant doit partir du monde nocturne du rêve et des visions (lunaire), pour parvenir au monde solaire vibrant de vie à la façon d'une graine perçant la terre pour devenir fleur et porter du fruit.

Je laisse un espace blanc sous chaque étape afin que le lecteur réalise ses propres dessins.

1. Le champ de force primaire.

La génération commence par une visualisation d'un champ ou d'un espace. Il est semblable à un lac d'eau douce, noir et profond. Sa surface se met en mouvement lent comme sous l'effet d'un souffle, puis de plus en plus rapide.

De son fond surgit alors un éclair de feu, comme issu d'un volcan. Des eaux bouillonnantes laisse émerger un lotus. La couleur du lotus varie selon la divinité générée.

2. Les disques lunaires.

Le lotus s'ouvre et laisse paraître en son centre un disque lunaire à l'horizontal. Au dos du lotus, vient se placer une second disque lunaire.

3. L'ensemencement.

Du soleil, un éclair de lumière vient frapper le disque horizontal.

4. Le son.

Le disque horizontal se met à vibrer et produit le son de la divinité choisie.

5. La lettre.

Le son se transforme en syllabe lumineuse.

6. La génération de la divinité.

La lettre lumineuse se transforme en divinité.

7. La descente de la divinité.

La divinité descend du lotus et se dresse face à nous.

8. L'absorption de la divinité.

La divinité s'assoit en nous et prend possession de nous. Nous sommes elle et elle est nous.

9. La dissolution de la divinité.

La divinité se dissout et son énergie se retire dans le centre qui est son siège, dans notre corps.

10. Le maintien de la syllabe.

L'énergie de la divinité est devenue une syllabe lumineuse en nous. Elle irradie au-dedans et au-dehors.

11. L'explosion de la syllabe.

La syllabe explose en nous et ses énergies se communiquent à tous les êtres dans une réaction en chaîne.

12. Le bénéfice de la génération.

L'hallucination générée et l'appropriation égocentrique de la divinité ont cessé. Le bénéfice de la pratique s'étend à tous les êtres.

Conclusion.

L'intérêt de la doctrine élémentale est de donner une vision du cosmos et de l'homme plus proche de la vérité que celle du matérialisme contemporain sous ses cinq régimes historiques : le nationalisme (nazisme et sionisme), le libéralisme (capitalisme), le maçonnisme (spiritualisme), le modernisme (psychologisme) et le marxisme (socialo-communisme).

Les méthodes méditatives indiquées ici peuvent être reproduites dans toutes les traditions spirituelles, leur structure étant universelle. Elles génèrent une relation avec soi et l'existence vraiment hors du commun. Les processus en l'oeuvre dans les pathologies, les réactions émotionnelles, les pratiques sociales et inter-individuelles et les idéologies malsaines sont ainsi très facilement démasqués. De là, ils sont remis dans une perspective où ce sont les qualités de notre nature-Bouddha qui s'expriment... et non plus notre sacro-saint égoïsme.

Là où il imposait la vision dualiste de l'ego, son expérience et ses théories sur l'existence, ses relations formelles et ses sentiments, règnent désormais l'intelligence omniprésente, la confiance, la compassion, la clarté et l'équanimité. Ces qualités sont celles des éléments, des cinq éléments qui nous composent aussi bien dans notre réalité corporelle que psycho-subtile. Le reste n'est que distorsion et hallucination.

Pages suivantes : deux tableaux à découper comme marque page ou à reproduire sur un papier cartonné.

ELEMENT	BOUDDHA / NON-EGO	AGREGAT DU MOI TYPE D'EGO	DISTORSION KARMIQUE
ESPACE	Vairochana Omniprésence	Vijnana Conscience discriminante Dépression	Ecrasement, accablement
AIR	Amogasiddhi Confiance	Samskara Volition influencée par les moteurs existentiels Analyse excessive	Anxiété, vulnérabilité, paranoïa
FEU	Amitabha Compassion	Samjna Perception Attachement	Isolation, solitude
EAU	Akshobbhya Clarté	Rupa Forme Quête de solidité et de pouvoir	Impuissance
TERRE	Ratnasambhava Equanimité	Vedana Sentiment Agressivité et témérité	Insignifiance

Energie primaire	Glande Elément Agrégat	Equilibre	Manque de vitalité	Excès de vitalité
1. Soleil	Pinéale - -	Idéaux élevés, courage, assurance, pensée positive	Morosité, absence d'idéal, pusillanimité, découragement	Confiance aveugle, aplomb
2. Jupiter	Hypophyse Espace Conscience discriminante	Raison, circonspection, ordre, dignité, assiduité	Manque de bon sens, d'aspiration et d'organisation	Ambition, folie des grandeurs, hyper-organisation
3. Vénus	Thyroïde Air Moteurs existentiels	Sens artistique, sentiment, gaité, dévouement amour	Insensibilité artistique, crispation, pauvreté de sentiment	Enthousiasme exagéré, recherche du plaisir, rêveries
4. Saturne	Thymus Feu Perception	Capacité de jugement, fidélité aux principes, intériorisation	Manque de sens critique, dépendance, laisser-aller	Mental trop critique, orgueil, rigidité sur des principes
5. Mercure	Surrénales Eau Forme	Intelligence, intérêt, mobilité, médiation	Manque d'intérêt pour le présent, contacts pauvres, maladresse	Instabilité, tromperie, curiosité malsaine, âpreté au gain

6. Mars	Foi Pancréas Terre Sentiment	Mental pratique, fougue, force de décision, activité	Ignorance, angoisse, couardise, passivité, manque de décision	Agitation, témérité, irascibilité, agressivité, querelles
7. Lune	Ovaires / Testicules - -	Sens de la nature, sollicitude, aptitude à soigner	Insensibilité, manque d'instincts sains, paresse	Débauche, ivrognerie, tout pour le bien-être

L'auteur.

Pascal, comte de Treffainguy et baron von Kolber est un bLama-nGakpa (aristocrate, ascète errant, astrologue et psychothérapeute traditionnel) du bouddhisme tibétain et un enseignant du Reiki depuis 1994. Il a été formé dans la plupart des écoles de Reiki, japonaises et occidentales.

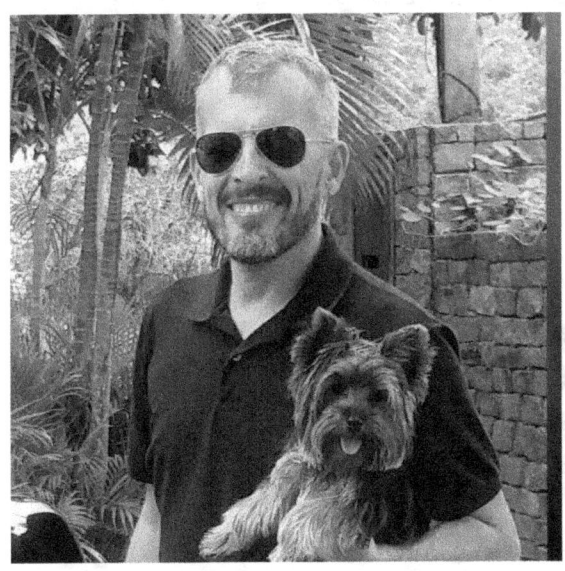

Pascal a accompli plusieurs cycles complets de méditation bouddhiste et de Kundalini yoga, y compris une retraite de quatre ans en condition fermée.

Pascal enseigne le Naikan depuis 2003/2004.

Pascal a ouvert ou inspiré l'ouverture de plusieurs écoles de Reiki et de Naikan dans le monde (Belgique, Brésil, Nouvelle Calédonie, Canada, France, Luxembourg, Etats-Unis, etc), de même que l'Institut d'études bouddhistes de Luxembourg, dédié à la pratique de la psychologie des éléments des traditions Dzogchen du Bouddhisme et du Bön (chamanisme himalayen). Pascal a été reconnu comme possible « tulku » de Patrul Rimpoché, un des grands maîtres spirituels tibétains.

Pascal est un des deux fondateurs et premier financier de CASA1, une fondation désormais d'utilité publique d'aide à la communauté LGTB de São Paulo au Brésil, dont le rôle a été salué par la classe politique et la presse brésiliennes comme modèle d'oeuvre caritative et solidaire.

Pascal est Chevalier de l'Ordre Militaire du Temple de Jérusalem. Pascal est Chevalier Hiérophante de l'Etoile d'Or du Rite Egyptien du Brésil. Pascal est Bailli héréditaire de Justice de la Maison Impériale, Royale et Grand Ducale de Lourenço e Barbosa du Portugal et du Brésil. Pascal est également Grand Officier Chevalier de Boaz et Joachim dans l'Ordre Catholique de Sainte Sophie. Pascal est Chevalier Commandant de l'Ordre Hospitalier Catholique de Sainte Marie d'Aparecida au Brésil. Pascal est membre de l'Eglise Orthodoxe de rite celtique.

Pascal est encore l'auteur de près de quarante ouvrages traitant de l'ésotérisme dans les religions asiatiques et le monothéisme abrahamique, y compris le best-downloaded sur internet « Reiki, médecine mystique de Mikao Usui », considéré comme une référence internationale et traduit en plusieurs langues.

Pascal a été nommé en 2018 Membre à vie de l'Académie brésilienne Impériale, Royale et Grand Ducale de Philosophie, des Sciences, des Lettres et des Arts.

Pascal a été torturé par un dispositif à microondes (psychotronique) et emprisonné quatre ans au Luxembourg en marge du procès des attaques terroristes contre l'Etat et la famille grand-ducale opérées par l'OTAN sous fausse bannière dans les années 1980 (appelé « Affaire du Bommelëeer »), suite à l'assassinat rituel sataniste de son père adoptif. Il l'avait d'abord accusé d'être l'auteur puis le commanditaire. Camille Kolber devait en effet y témoigner et confirmer les déclarations du fils de l'agent allemand, auteur des attentats. Pascal fut finalement innocenté et libéré, après avoir échappé à plusieurs tentatives d'assassinat.

Pascal continue à être écouté et harcelé illégalement avec des armes psychotroniques par les fonctionnaires de la DGSE et la DGSI.

Les principaux ouvrages de Pascal Kolber - Treffainguy.

Fiche auteur sur Amazon: https://www.amazon.fr/Pascal-Kolber-Treffainguy/e/B07D7JFXY3/ref=dp_byline_cont_ebooks_1

- « Manuel de Reiki », avec Robert Balalud, 1994
- « Des mains pour guérir », avec Pierre Serre, 1995
- « Des symboles pour guérir », avec Pierre Serre, 1996
- « Des initiations pour guérir », avec Pierre Serre, 1996
- « **Tarot de Marseille : cartes du ciel et arcanes de l'âme** », avec Hugues-André Serre, 1997, repris en 2018
- « Reiki et Bouddhisme : sens et origine des symboles », ouvrage collectif avec Pierre Serre et Hugues-André Serre, 1998, repris en 2018
- « La voie verdoyante de Khadir », 1999
- « Bouddhisme et homosexualité », 2000
- « All the truth (and all the lies) about Reiki », 2000
- « Aux possibles origines du Reiki : le Reiki tibétain et le Lama Yéshé », 2001
- « Reiki, médecine mystique de Mikao Usui », 2004, 2005, 2006, 2007, 2008, 2009 et 2015
- « Imperium : la franc-maçonnerie et la nostalgie de l'empire », 2007 et 2018
- « **L'initiation des chevaliers à saint Gilles du Gard, un exemple d'utilisation du géomagnétisme à des fins spirituelles** », 2007.
- « Les archives du Reiki », avec Corine Bouty, 2007 (disponible sur le Wikipedia Bookstore)
- « Une balade à Kurama-yama avec Mikao Usui », 2007
- « A Tokyo avec Mikao Usui », 2007
- « Chemin de Compostelle : Jacques, Jean et la constellation du Scorpion », 2008
- « Reiki et Shintô », 2008
- « Reiki et Bouddhisme », 2008 et 2018

- « Etudes cliniques du Reiki », 2008, revu et enrichi en 2018 dans « Reiki, médecine et science: les nouvelles pistes clinique » et « Manuel intégral de Reiki », 2009
- « Reiki et Kurama », 2009
- « Reiki et Islam : concilier les extrêmes », 2009
- « Reiki et Naïkan », 2009
- « Le Reiki et les sectes », 2009, repris, revu et enrichi dans « Reiki, l'enfer des sectes guérisseuses » en 2018
- « Luxembourg, laboratoire du IVe Reich des riches », 2009
- « Psychologie bouddhique et Reiki », 2010
- « Esotérisme islamique et initiations seigneuriales », 2010
- « La psychologie élémentale du Bouddhisme et du Boeun », 2011
- « Le Tarot de Marseille : doctrine platonicienne et astrosophie islamique », 2012, repris en 2018 et à paraître.
- « La psychologie du Reiki », 2012
- « L'Apocalypse de St Jean et Nostradamus : la fin des trois idéologies en 2019 », 2013
- « Chemin de Compostelle et effet "Saqqarah" : le grand pardon des médiévaux », 2014
- « La psychologie du Reiki », 2014
- « Nouvel ordre mondial : après le fascisme et le nazisme, le sionisme et son psychotronisme ! », 2014
- « Petit manuel de désenvoûtement à l'usage des modernes », 2015
- « Le meurtre à la hache de Hassel », 2015 (7 Ecrits) et 2018 sur Amazon.
- « Tortures psychotroniques au goulag de Schrassig », 2016 (7 ECRITS) et 2018 sur Amazon.
- « Reiki, médecine mystique de Mikao Usui » (R3MU), 2016 en 13 fascicules.
- « Reiki Kundalini », 2016 et 2018.
- « Reiki, médecine mystique de Mikao Usui » (R3MU), revu 2018 en un 3 tomes

- « Fascicule 1 : une historiographie du Reiki », 2017 en français et portugais
- **« Reiki, médecine mystique de Mikao Usui »**, en 13 Tomes ou 3 recueils et deux langues (FR, PT) sur Amazon.
- « Naïkan, l'envers psychologique du Reiki » / Naikan e Reiki, as terapias imperiais do Japão que funcionam bem no Brasil / How European psychiatrists turned American people psychotic and poisoned?: And how to get out with Reiki and Naikan?, en trois langues (FR, PT, EN) sur Amazon.
- **« Le grand retour des sciences traditionnelles de l'âme, pour en finir avec Freud, le DSM, les médicaments et la synagogue de Satan »**, en trois langues (FR, PT, EN) sur Amazon.
- **« Des français au pays de Candomblé,** le Brésil de Pierre Verger à Pascal Treffainguy », 2018, en deux langues (FR, PT) sur Amazon.
- « Le professeur de Mikao Usui: les écrits de Tanaka », 2018, en cinq langues sur Amazon (FR, PT, EN, DE, ES) (https://www.amazon.fr/dp/1982920378)
- **« L'affaire Benalla : la tactique du gendarme »**, 2018, en français sur Amazon.
- **« Le mystère de Hassel, le meurtre à la hache de Camille Kolber »**, 2018, en en français et portugais sur Amazon.
- « L'encyclopédie de la psychotronique, le meurtre presque parfait », 2018.

www.ingramcontent.com/pod-product-compliance
Lightning Source LLC
Chambersburg PA
CBHW071247220526
45468CB00001B/21